程玲

望京醫鏡

妇科临证经验集萃

王浩／主编

程玲／主审

 北京科学技术出版社

图书在版编目（CIP）数据

妇科临证经验集萃／王浩主编. -- 北京：北京科学技术出版社，2025. -- ISBN 978-7-5714-4287-3

Ⅰ. R271.1

中国国家版本馆 CIP 数据核字第 2024L0W770 号

策划编辑：张　洁
责任编辑：安致君
责任印制：李　茗
封面设计：米　乐
版式设计：美宸佳印
出 版 人：曾庆宇
出版发行：北京科学技术出版社
社　　址：北京西直门南大街 16 号
邮政编码：100035
电　　话：0086 - 10 - 66135495（总编室）　　0086 - 10 - 66113227（发行部）
网　　址：www. bkydw. cn
印　　刷：北京中科印刷有限公司
开　　本：850 mm×1168 mm　　1/32
字　　数：143 千字
印　　张：7.5
版　　次：2025 年 3 月第 1 版
印　　次：2025 年 3 月第 1 次印刷
ISBN 978-7-5714-4287-3

定　　价：69.00 元

望诊医镜

编写委员会

顾 问

黄璐琦　朱立国　孙树椿

主 任

李　浩　高景华

副主任（按姓氏笔画排序）

全洪松　杨克新　张　清　赵　勇　俞东青　曹　炜

谢　琪　薛侗枚

指导委员会 （按姓氏笔画排序）

朱云龙　刘祖发　安阿玥　杨国华　肖和印　吴林生
邱模炎　张　宁　张世民　张兴平　陈　枫　周　卫
胡荫奇　夏玉清　徐凌云　高　峰　程　玲　温建民
魏　玮

组织委员会 （按姓氏笔画排序）

丁品胜　于　杰　于忱忱　王　敏　王朝鲁　叶琰龙
朱雨萌　朱钟锐　刘光宇　刘劲松　刘桐辉　孙　婧
张　茗　张兆杰　金秀均　郎森艳　徐一鸣　焦　强
魏　戍

工作委员会 （按姓氏笔画排序）

王　浩　王宏莉　王尚全　王春晖　王德龙　冯敏山
朱光宇　刘　涛　刘世巍　刘惠梅　刘燊仡　张　平
张　然　张　磊　范　肃　秦伟凯　栾　洁　高　坤
郭　凯　梁春玲　蒋科卫　谭展飞　潘珺俊

《妇科临证经验集萃》

编 者 名 单

主 审

程 玲

主 编

王 浩

副主编

丁永芬 赖 娟 温利娟 杨 悦

编 者（按姓氏笔画排序）

马 惠 刘 晔 李 宁 李 玲 吴婷婷 汪晓娜

徐先敏 徐嘉新 魏 萌

| 黄 序

　　中医药学包含着中华民族几千年的健康养生理念及其实践经验，是中华文明的瑰宝，凝聚着中国人民和中华民族的博大智慧，是中华民族的伟大创造。作为世界传统医药的杰出代表和重要组成部分，自古以来，中医药以其在疾病预防、治疗、康复等方面的独特优势，始终向世界传递着中华民族的生命智慧和哲学思想，为推动人类医药卫生文明作出了巨大贡献。党中央、国务院历来高度重视中医药工作，党的十八大以来，中医药传承发展进入新时代，中医药高质量发展跑出"加速度"。每一个中医药发展的高峰，都是各时期中医药人才在传承创新中铸就的，历代名医大家的学术经验是中医药学留给我们的宝贵财富，应当"继承好、发展好、利用好"。

　　中国中医科学院望京医院（简称"望京医院"）历经四十余年的传承发展和文化积淀，学术繁荣、名医荟萃，尤其是以尚天裕、孟和为代表的中医骨伤名家曾汇聚于此，留下了许多宝贵的临证经验、学术思想、特色疗法。为贯彻落实党中央、国务院有关中医药传承创新发展的战略部署，望京医院以"高水平中医医院建设项目"为契机，设立"名老医药专家学术经验传承"专项，成立丛书编写委员会，编撰"望京医镜"系列丛书。本套丛书旨在追本溯源、立根铸魂，挖掘整理名医名家经验，探寻中医名家传承谱系及其学术发展脉络，促进传承经验的多途径转化。丛书记录了诸多鲜活的医论、医案、医方，是望京医院中医名家毕生心血经验之凝结，且对中医药在现代医学体系中的价值进行了深入探讨和崭新诠释，推动了中医理论发展，是兼具传承性、创新性、实用性和系统性的守正创新之作，可以惠及后辈、启迪后学。

医镜者，"晓然于辨证用药，真昭彻如镜"，希望"望京医镜"丛书能让广大中医药工作者读后有"昭彻如镜"之感。相信本套丛书的出版能使诸多中医名家的经验成果、思想精髓释放出穿透岁月、历久弥新的光彩，为促进中医药学术思想和临床经验的传承，加快推动中医药事业传承创新发展、共筑健康中国贡献智慧和力量。

中国工程院院士

中国中医科学院院长

2024 年 10 月

中医药学是中华文化智慧的结晶，在几千年与疾病的斗争中不断发展壮大，成为维护人类健康的重要力量。中医药的整体观念与辨证施治的思维模式具有丰厚的中国文化底蕴，体现了自然科学与社会科学、人文科学的高度融合和统一，这正是中医药顽强生命力之所在，也是中医药发挥神奇功效的关键。其实践历经数千年而不衰，并能世代传承不断发展，与经得起检验的良好临床疗效密不可分。

《"健康中国2030"规划纲要》明确提出要"充分发挥中医药独特优势"，弘扬当代名老中医药专家的学术思想和临床诊疗经验，推进中医药文化传承与发展。"望京医镜"系列丛书的编写正是我院推进中医药传承与创新的一项重要举措。

本套丛书的编写得到了中国中医科学院及望京医院各级领导的大力支持，涵盖骨与关节退行性疾病、风湿病、老年病、心血管病、肾病等专科专病，将我院全国名老中医、首都名中医等专家的临证经验、学术思想、用药经验、特色疗法等进行了挖掘与整理，旨在"守正创新、传承精华"，拓展中高级中医药专业技术人员的专业知识和技能，提升专业水平能力，更好地满足中医药事业传承发展需求和人民健康需要。

本套丛书不仅是对临床经验的系统梳理与总结，更是对中医药在现代医学体系中的价值进行的深入诠释与再认识。这些积累与研究，旨在推动中医药在专科专病方面取得更大的进展，并为现代医学提供更加广泛和深刻的补充与支持。

希望本套丛书能为中医药学术界提供启发，成为从事科学研究和临床工作的中医专业人员的有益参考，同时为患者带来更加有效的治疗方案，贡献中医药的智慧与力量。

中国工程院院士

2024 年 9 月

孙 序

中医药学是中国古代科学的瑰宝，也是打开中华文明宝库的钥匙。习近平总书记号召我们中医药工作者要"把中医药这一祖先留给我们的宝贵财富继承好、发展好、利用好，在建设健康中国、实现中国梦的伟大征程中谱写新的篇章"。

中国中医科学院望京医院成立于 1997 年，秉承"博爱、敬业、继承、创新"的院训精神，不断发展，目前已经成为一所以中医骨伤科为重点，中医药特色与优势显著，传统与现代诊疗技术相结合的三级甲等中医医院。历任领导非常重视对名医学术思想的挖掘与传承工作。本次由望京医院组织编写的"望京医镜"系列丛书，就是对建院以来诸多名医名师临证经验和典型医案的全面总结。

本套丛书覆盖了中医临床多个学科，从临床案例到理论创新，都作了较为详尽的论述，图文并茂，内容丰富，在注重理论阐述的同时，也强调了临床实践的重要性；同时深入剖析了名医们的医术精髓，揭示其背后的科学原理与人文关怀。本套丛书汇聚了众多中医领域的权威专家学者参与编写，他们不仅学术造诣深厚，更在临床实践中积累了丰富的经验。正是由于这些专家的鼎力支持，本套丛书才既具有学术权威性，又贴近临床实际，具有很高的实用价值。

相信本套丛书的出版与发行必将对中医学科的传承发展大有裨益，愿为之序。

全国名中医
中国中医科学院首席研究员

2024 年 10 月

于　序

　　中华民族历经五千年的繁衍生息，中医药也经历了数千年的传承和发展，为中华民族的康健保驾护航。妇科疑难症颇多，病患十分痛苦，也是中西医界研究之难点，得悉程玲老师《妇科临证经验集萃》一书即将付梓，甚是欣慰。

　　程玲老师与我在北京中医药学会妇科专业委员会共事，她敬业谦和，始终以临床为本，坚持"疗效是第一位的"，与时俱进，汲取现代医学的研究成果，结合中医的传统意蕴，寻根求源，论证创新，自出机杼，独树一帜，治愈很多疑难杂病。如今，她将自己辨证论治、随证加减的丰富经验公开发表，十分可贵，也使该书具有实质性的传承意义。

　　该书首次将程玲老师的学术思想、临证经验、方药阐微、医案精选等内容完整收录。第一章学术思想，从"衷中参西，辨病求本疗效彰""道法阴阳，调经种子孕育成""潜研心肾，治病求本侍岐黄""内外合治，各有侧重恙可康"方面详细介绍了程玲老师的从医生涯、学术思想形成过程及成才经验；第二、三章临证经验和方药阐微，精选程玲老师特色用药及擅用方剂，介绍其临床应用，阐述了她对不同疾病、不同证候的辨证诊疗思路及经验；第四章医案精选，结合经典病案进行分析，由浅入深，论述详备，具有科学性和实用性。

本书由程玲老师的弟子及"程玲教授学术经验传承工作室"的全体人员共同完成。传承名老中医的学术思想与经验，指导临床医师诊治妇科疾病，终将造福广大患者。

谨此，乐为之序并予推荐。

甲辰年立夏于北京

我与程玲主任相识于 2011 年 3 月。当时我所在的中国中医科学院研究生院承接了北京市中医管理局主办的"首届西学中高级研究班"的全部培养工作。我是这届研究班的班主任，而程玲主任是班上最年长的学员，因为用功、干练、泼辣、漂亮，大家对她印象深刻。

　　当时我院为这届学员制订了详细的教学计划，从《中医史》《黄帝内经》《中医基础理论》《中医诊断学》《中药学》《方剂学》《伤寒论》《金匮要略》《温病条辨》《中医各家学说》《针灸推拿学》等基础课，到《中医内科学》《中医外科学》《中医妇科学》《中医儿科学》等临床课，以及《医古文》《国学概论》《中西医结合方法论》《中医临床科研思路与方法》等拓展讲座，学习内容非常全面，并请到了很多中医界知名专家授课，如李经纬、孟庆云、伊广谦、于振宣、肖相如等。

程玲主任虽然出身西医，但非常热爱中医，几乎到了痴迷的程度。参加这次高级班之前，她曾间断学过中医，有一定中医基础，完成各门功课的考核应该没有问题。可她除了每天认真听课，在上下学路上坚持听《黄帝内经》《伤寒论》《金匮要略》等，同时还购买并阅读了大量中医参考书，包括各种中医工具书，如《中药大辞典》《临证本草》《古今图书集成医部全录》等，以及临床参考书，特别是大量中医妇科临床相关书籍，如《丽一选方治验实录》《傅山医学全集》《医宗金鉴》《龚廷贤医学全书》《备急千金要方》《千金翼方》等。一方面夯实中医基础理论，另一方面博采众长，广泛汲取他人临床经验。

　　一年的理论学习结束后，转入临床实习阶段。她拜中医妇科名家、东直门医院妇科主任郭志强教授为师，认真学习中医妇科临床诊疗思路与方法。同时还跟师中国中医科学院广安门医院副院长、中国中医科学院肿瘤研究所副所长花宝金教授学习中医肿瘤治疗思路。又因我用经方三剂治好她一年不愈的慢性咳嗽，对我信任有加，工作再忙也会抽时间来我门诊跟诊。慢慢地，我们也成了无话不谈的好友，遇到中医方面不明白的问题她会随时问我，遇到西医妇科方面不明白的问题我会请教她。程玲主任如饥似渴学习中医的精神常常令我敬佩不已。

　　厚积薄发，功夫不负有心人，十多年的辛苦付出，程玲主任在中医妇科领域积累了丰富的经验，尤其在中医治疗妇科不孕症、卵巢早衰、多囊卵巢综合征、崩漏、慢性阴道炎、更年期综合征等常见病、疑难病的理论与方法上走出一条自己的道路，形成了自己的特色。

《妇科临证经验集萃》一书，从学术思想、临证经验、方药阐微、医案精选四个方面，全面阐述、介绍了程玲主任多年来中西结合研究心得，包括理论认识与感悟、临床辨证方法、方药的具体运用体会等，还介绍了一些经大量临床验证、疗效确切的自拟外用方，如紫参洗剂、灌肠方等。书中附有大量真实、有效的临床案例。

程玲主任将自己多年来积累的临床经验毫不保留地和盘托出，开卷有益，相信读者定能有所收获！

史欣德

2024 年 6 月

总前言

　　20 世纪 70 年代末，百废待兴、百业待举，为推广中西医结合治疗骨伤科疾病的临床经验，在周恩来总理、李先念副总理等老一辈党和国家领导人的关怀下，成立了中西医结合治疗骨关节损伤学习班，集结了冯天有、尚天裕等一批杰出的医学大家，随后成立了中国中医研究院骨伤科研究所（简称"骨研所"），全国中西医骨伤名家齐聚，开辟了以爱兴院、泽被苍生、薪火相传的新篇章。凡此种种，都发生在北京东直门海运仓的一座小楼内；但与这座小楼相距不过十余里的一片村落与田地中，有一所中医院校与一所附属医院也在冒芽待生。

　　当时，"望京"还是一片村落，并不是远近闻名的"北京发展最快区域""首都第二 CBD"，其中最核心的区域"花家地"还是一片农田，其命名来源是"花椒地"还是"苇家地"都已难以考证；但无论是"花家地"还是"花椒地"，地上种的究竟是不是花椒已不重要，人们对于这片土地的热爱与依赖，成为了这片土地能够留下名字的重要原因。20 世纪 80 年代后期，花家地的"身份"迎来了 360 度转变，并在 20 世纪 90 年代一跃成为当时北京人口最密集、规模最大的居民区，唯一的现代化社区，曾被冠名为"亚洲最大的住宅社区"。其飞速发展和惊人变化，用"日新月异"来形容都略显寡淡。那田地中的院校，也从北京针灸学院更名为了北京针灸骨伤学院，成为了面向国内外培养中医针灸和骨伤科高级人才的基地；那田地中的医院，也建起了宏伟的大楼，满足着望京众多百姓的就医需求。1997 年，中国中医研究院骨伤科研究所、北京针灸骨伤学院骨伤系、北京针灸骨伤学院附属医院合并，正式成立中国中医研究院望京医院，后更名为中国中医科学院望京医院。

时至今日，骨研所、骨伤系、附属医院的脉络赓续相传，凝聚成望京医院发展壮大的精神血脉，凝聚在"博爱、敬业、继承、创新"的院训精神中，更希望可以凝聚在一套可以流传多年、受益后人的文字之中，所以我们组织全院之力编纂了这套丛书，希望可以凝练出众多前辈的学术思想、医德仁术，为后生所用、造福患者。这套丛书汇集了尚天裕、孟和、蒋位庄、朱云龙、孙树椿等老一辈名医的经验，收录了朱立国、刘祖发、安阿玥、李浩、杨国华、肖和印、吴林生、邱模炎、张宁、陈枫、周卫、赵勇、胡荫奇、夏玉清、徐凌云、高峰、曹炜、程玲、温建民、魏玮等中生代名医的经验。丛书名为

"望京医镜"，医镜者，医者之镜也。我们希望通过著书立说，立旗设镜，映照出名老医药专家的专长疗法、学术思想、人生体悟，启示后人，留下时代画卷中望京医院传承脉络浓墨重彩的一笔，成为医学新生代可学可照之明镜，将"继承好、发展好、利用好"中医药传承创新落到实处。

丛书编写委员会

2024 年 10 月

程玲（1963—），北京人，自幼聪敏好学，勤学好问，做事认真，学习成绩优异。她的母亲身体一直比较柔弱，但有幸得到了诸多医生朋友的热心帮助，因此她从小就向往做一名医生。程玲高中毕业时，我国高考刚恢复不久，大学门槛还是非常高的，特别是医学院校。在填报高考志愿时，程玲所填报的志愿无一例外均是医学院校。1983年程玲以优异的成绩考上首都医科大学，在校学习的5年中，打下了深厚的西医理论功底。毕业后分配于某西医医院妇产科工作，38岁担任该科室主任。2005年，她通过人才引进来到中国中医科学院望京医院，担任妇科主任。在临床工作中，她依靠扎实的西医功底，极大提升了望京医院妇科手术水平，广受患者欢迎与信任。潜心向学的程玲教授，深知中医学博大精深，中西医结合必将更能使广大妇女受益。为进一步系统深入学习中医，她决定继续深造，深耕中医，考入中国中医科学院中西医结合临床专业，取得硕士学位。她先后师从首都国医名师郭志强教授、著名经方家史欣德教授学习，又得多位中医同道亲传遣方用药真谛，刻苦学习中医经典，勤求古训，博采众长，师古而不泥古，初步形成了自己的中西医结合诊疗风格。

程玲教授具有强烈的责任感和事业心，科室管理能力出色。在担任妇科主任期间，她扩建妇科病房，规范科室建设，全面发展中西医结合诊疗，使妇科诊疗水平得到极大提高，并使望京医院妇科成为北京市中医管理局"十二五"重点专科，极大提升了学术影响力和社会知名度。在学术上，程玲教授更是精益求精，即便遇到疑难病证，仍会精究医典、查阅文献，直至攻关克难。她的学术思想就在这种日复一日、年复一年的积淀中逐渐形成。在临床工作中，程玲教授常怀医者仁心，一丝不苟地对待每一个患者，无论亲疏贵贱，总是认真倾听，详细询问，即便自己身体不适，也要亲自问病史、全面查体并亲写处方，还一一叮嘱注意事项，像如何煎药、如何测量基础体温、如何保留灌肠都不会疏忽，同时在诊疗过程中非常耐心地对患者进行心理调护。

程玲教授从医三十五载有余，积累了丰富的临床经验，对许多妇科疑难杂症的诊治有独到之处，为国内外各地患者解除病痛，圆孕育心愿。她运用温通化瘀大法，以中药保留灌肠或热敷等外治法来治疗盆腔炎性疾病后遗症及相关不孕，有效提高了宫外孕术后患者的生育力，恢复输卵管正常功能；运用中药调周序贯疗法治疗各种月经病、排卵障碍性不孕等多种疾病，特别是在卵巢早衰、多囊卵巢综合征方面有独到经验；运用中药复方局部上药治疗宫颈高危型HPV感染，取得可喜疗效；运用中药内服、坐浴及中药外用治疗外阴色素减退性疾病等，均获良效。她在传承的同时不忘守正创新，善于使用经方治病，对临证的组方、理法方药以及随症加减有深入研究，并结合自身的见解加以发扬。

辛勤耕耘必定会受到认可，程玲教授承担及参与了国家级、省部级课题20余项，参编著作10余部，发表学术论文60余篇。程玲教授还坚持传承中医事业，有30余人先后成为程玲教授的研究生和弟子。她将三十五载的治病心得、经验秘方悉数传于弟子，毫无保留，不厌其烦地为学生答疑解惑；并参编"十四五"规划教材《中医妇科学》及《中西医结合妇产科学》等，系统阐明了自己的学术思想及各类妇科疾病诊疗思路，以惠及更多的同道和病患；被评为"北京优秀医师"、"程玲中医妇幼名医传承工作室"指导老师、"北京妇幼先进个人"、北京市"十二五"重点专科负责人、科技部重大课题评审专家等。

程玲教授在投身临床的同时也不忘科普惠及百姓，她将传承与新兴健康产业相结合，在抖音、快手、小红书、微信公众号及视频号多个平台进行健康科普宣传，并开展线上诊疗、科普讲座等，被线上平台聘为"北京健康科普专家"。

程玲教授主要社会兼职：中国民间中医医药研究开发协会中西医结合妇产科分会会长，北京中医药学会妇科分会副主任委员，北京中西医结合学会妇科分会副主任委员等。

目 录

第一章　学术思想

一、衷中参西，辨病求本疗效彰

程玲教授重视中西医结合，辨病在先，辨证为主。她临诊时必会详细收集四诊信息，如针对月经不调的患者，望诊时必查乳房、外阴发育及阴毛分布等；问诊时中医十问一条不落，并详细询问月经前乳房情况，月经的量、色、质，大便异常、膜性痛经等经期伴随症状，以及带下情况等；切诊时除了切脉，还要触摸手心、前额和鼻尖等，妇科检查也是必做的，以充分掌握患者资料。她还非常注重运用西医的检查方法来"武装"中医，提高诊断能力，临床中擅长西为中用。

程玲教授经常说，有些病证早期没有临床表现，就要依靠西医的检查来发现，要把妇科检查、子宫附件彩超检查、输卵管造影检查、性激素测定、超薄细胞学检测（TCT）及人乳头瘤病毒（HPV）检测等变成中医四诊的延续。有些疾病西医检查虽可确诊，但缺乏有效的治疗手段，此时就可以挖掘中医学的宝库去寻找治疗方案。比如宫颈高危型 HPV 感染早期患者并没有自觉不适，但持续的感染却可能导致宫颈上皮内瘤变、宫颈癌的发生，危害极大，就要通过 TCT、HPV 检测、阴道镜甚至活检来进行诊断。

程玲教授治疗子宫内膜异位症（endometriosis，EMT）时，体现了"微观辨证"的思想。传统中医学无子宫内膜异位症病名，其记载散见于"痛经""癥瘕""不孕""月经不调"等内容。中医药认为 EMT 多以"瘀血内阻"为病机。目前 EMT 发生的主流学说是"经血倒流种植学说"，但是据研究统计，有90%的月经期输卵管通畅的女性存在经血倒流，而本病的发生率仅为10%～15%。经血倒流，种植于宫腔之外，中医认为是"离经之血"，即"瘀血"。育龄期女性经期出现"瘀血"是普遍现象，一般情况下，机体能将其吸收、清除，只有在某种病理状态下"瘀血不去"才导致 EMT 的发生。近年来，许多研究证实 EMT 患者体内存在着免疫失调状态，有研究表明，肾虚患者可表现为一系列的细胞免疫异常，比如自然杀伤（NK）细胞活性降低等。

程玲教授运用微观辨证方法，认为肾虚为本、血瘀为标是 EMT 的主要病机，患者机体处于肾虚状态，"肾虚"导致了"瘀血"的形成。《素问·至真要大论》言："益火之源，以消阴翳。"唐容川《血证论》云："瘀血不去，新血断然不生。"程玲教授在 EMT 诊治过程中，将温肾益气、活血消癥法始终贯穿疾病治疗，用药常选桃仁、赤芍、牡丹皮以活血化瘀，丹参、当归、红花、益母草以活血调经，莪术、三棱以破瘀消癥，延胡索、五灵脂以化瘀止痛。临证兼顾疏肝理气、健脾化痰，常选用香附、柴胡、白芍以调肝气，配以半夏燥湿化痰，以茯苓、黄芪、山药兼顾健脾，干姜温散积寒、开结止痛，吴茱萸温肝散寒止痛，细辛散深部风寒、宣通止痛，最终使瘀血得消，病证得治。

程玲教授衷中参西，与时俱进，在继承的基础上不断创新。中医复兴之路任重而道远，中医人要有融会贯通的智慧，只有如此，才能真正做到"传承精华，守正创新"。

二、道法阴阳，调经种子孕育成

程玲教授对傅青主"不损天然之气血，便是调经之大法""种子必先调经"颇为推崇。气血相资相生，相互转化，血是产生月经的物质基础，气是推动血行的动力，气血调和，月经才能蓄溢有度。调经必要顺应月经周期的气血阴阳变化规律，补泻有度，程玲教授擅长运用中药调周序贯疗法治月经病，并自拟了 4 个经验方用于月经不同时期：经期胞宫泻而不藏，以通为顺，但需注意出血使得胞宫相对空虚，故在温经汤的基础上化裁而成经验方，以通利经血，促新血生成；经后期为阴长期，胞宫空虚，肝肾阴精更显不足，应以养血填精、滋补肝肾为主，在郭志强教授育胞汤的基础上加以变化，拟定经验方，以二至丸替代二仙汤，又取六味地黄丸之意，更贴合阴长期的特点，更好地促进卵泡生长；经间期的特点是阴精充盛，阳气内动，重阴转阳，拟"促排卵汤"，在滋补肝肾的基础上，佐以丹参、路路通、羌活、大腹皮、香附、苏木等温阳活血益气之品，以促进阴阳转化、推动卵泡排出；经前期为阳长期，"胎脉系于肾，胎气系于脾"，须得温补脾肾，选用鹿角胶、紫石英方可提高黄体功能，并固胞安胎。以中药调周序贯疗法调经，从整体观念出发，在月经不同时期建立或恢复相应的生理状态，有序无期，促进正常的排卵和黄体功能，从而调整月经周期。

程玲教授认为，不孕症的治疗，以调经为先，而调经以调肝、脾、肾三脏的功能为主。女子以血为本，胚胎植入全赖精血滋养，血与肝、脾、肾三脏密切相关。不孕症病因较为复杂，治疗又需病证结合，临床审清原因后则对因立法。例如，功能性无排卵，以肾精不足为主，治宜补肾调肝、益养冲任，肾气充盈，肝血旺盛，冲任按期满溢，经事如期，自能妊娠；输卵管不通，以湿浊阻滞为主，治宜行气活血、清热通络，适当加用祛瘀行水之品，如加冬葵子、泽兰、泽泻、车前子等以加强祛瘀清热之功。程玲教授给予患者内服药的同时，还结合局部治疗如灌肠等，以利于消散炎症，松解粘连，缩短治疗时间，提高疗效。程玲教授认为，多囊卵巢综合征所致不孕，以肾虚为本，兼有痰湿阻滞、血瘀，治疗以益气健脾补肾、涤痰软坚、活血化瘀为主，脾肾之气足，痰浊涤清，胞宫之气得以通畅，气血和谐，自能摄精成孕；子宫肌瘤或子宫内膜异位症，多气滞血瘀，治以补肾活血化瘀，肾气足，胞宫气血通畅，摄精成孕。因此，在不孕症的治疗上，根据西医诊断之不同原因，以补肾填精为主，并随证化裁，或填补肝肾，或祛痰化湿，或养血活血，或疏肝理气，或清热利湿，或健脾益气等。补肾方面，程玲教授喜用五子衍宗丸，取其补中有行，无补而留邪之嫌，灵活选用二至丸、六味地黄丸、左归丸、右归丸等，选加淫羊藿、鹿角胶等。兼夹脾虚痰湿者，程玲教授常用参苓白术散、三仁汤、炒白扁豆等；兼夹肝郁者，喜用逍遥散、白梅花等；兼夹湿热者，喜用知柏地黄汤、四妙丸等；兼夹血虚者，喜用四物汤、阿胶等。立法组方用药颇有特色，疗效显著。

三、潜研心肾，治病求本俦岐黄

传统中医妇科学认为，月经的产生是肾、天癸、冲任、胞宫相互调节，并在全身脏腑、经络、气血的协调作用下，胞宫定期藏泻的结果。从脏腑环节来看，肾主生殖，起到重要的调节作用，其他脏腑如肝、脾、心、肺具有一定的协调作用。一般认为，肾、肝、脾的作用最为重要。

程玲教授重视"心－肾－子宫轴"相关理论研究。她认为肾主生殖，肾乃五脏之中最为重要的脏腑，前人喻之为先天之本，其本身的主要作用在于藏，所谓"藏精而不泻"，又称为"封藏之本"；为阴中之少阴、生命之源，又为生殖之本，是五脏的支柱；主水，又主前后二阴，是水液代谢的主要脏器；并有纳气、生骨髓等功能。

程玲教授认为，心者，应包括"脑"在内，有两大功能：其一是主神明，是最为重要的功能，神明者，实质上是指一切精神活动的主宰；其二是主血脉，主一身的经络血气运行，调节血脉，心与肝脾相合，是调理血气的主要脏器。正如《素问》早有"心气不得下降，胞脉闭塞"之论。《灵枢·邪客》亦说："心者，五脏六腑之大主也。"《宋氏女科秘书》中云："心主行血，堕坠惊恐，神无所依而血散，也令月水不行也。"以上皆肯定了心在脏腑中的首要地位。"心"直接统率血与气，心神在最高层次协调着各脏腑之平衡，卵巢和子宫当然也不例外。心神调节是中枢调节，直接调节神经内分泌系统，对女性生殖有决定性作用。

程玲教授认为心、肾二脏突出体现了人体阴阳的特性，在人体调节中居于重要位置。二脏交互相通，即存在着阴阳交感。阴阳交感是指阴阳二气在运动中相互交流、相互融合的同时，双方随之产生相应的反应。阴阳二气的交感相错、氤氲和合可以引起阴阳的对立、互根、互用、消长、转化等。因此，《周易·系辞下》说："天地氤氲，万物化醇；男女媾精，万物化生。"程玲教授认为心肾相交理论的出现，是阴阳学说发展的一个高度，是对传统太极图很好的诠释，是医学和哲学结合的范式。

程玲教授主张月经调节系统由"心－肾－子宫轴"主导，

认为心肾交合和子宫藏泻关系密切。心火与肾水上下相济，肾水上承，使得心火不亢，心火下降，使得肾水不寒。肾中阴阳主宰子宫藏泻，心气下降与否与子宫开合藏泻也有关。重阳转阴，月事来潮，子宫主泻；重阴转阳，排出精卵，子宫主藏，奠基助孕。在治疗胎漏、胎动不安时，程玲教授认为安胎大法为补肾健脾，务使肾气、脾气充盛，固摄胎元，临床用药多以敛藏固摄为主。宁心安神亦为安胎要法，心神不定，肾精亦难实，影响胎元，此时应加入宁心安神之品，以及钩藤、莲子心、芡实、茯神等清降静敛之品，务必使得心神安宁，胎元自实。

四、内外合治，各有侧重恙可康

（一）善用温通化瘀法治疗盆腔炎性疾病后遗症

盆腔炎性疾病是女性上生殖道感染引起的一组疾病，主要包括子宫内膜炎、输卵管炎、输卵管卵巢脓肿和盆腔腹膜炎，以下腹痛、腰膝酸痛、阴道分泌物增多为主要临床表现。

程玲教授认为本病名称虽冠以"炎"字，但非单纯清热解毒可治，其病机特点以血瘀、寒凝、湿阻为主，三者相互作用，搏结于胞宫胞脉，导致本病反复发作。第一，瘀血是盆腔炎性疾病后遗症的基本病理产物，贯穿于盆腔炎性疾病后遗症的始终，因瘀血阻滞经络，"不通则痛"，故而出现腹痛；第二，寒凝为主要诱发因素，寒性收引，寒凝于内，气血运行迟滞，更加重血瘀之势，因此病情常于受寒、淋雨涉水、劳累等情况下加重或复发；第三，湿浊损伤带脉是发病的重要因素，因湿邪其性趋下，故易于流注下焦，特别是女性行经、产后，血室开放，如若调护不当，特别容易感染外邪。因此，瘀、寒、湿三者胶结，此消彼长，互为因果，如油裹面，导致该病缠绵难愈。

程玲教授以温经活血、消癥散结、祛湿止带为法，研制了自拟灌肠方。方由水蛭、附子、桂枝、三棱、莪术、赤芍、牡丹皮、没药、昆布、败酱草、槟榔、大血藤等组成，是她多年治疗慢性盆腔炎总结出来的经验方。其中，水蛭、附子为君药，因血瘀为本病的基本病理改变，故活血化瘀为治疗要法，水蛭破血通经，既为虫类，就有走窜之性，尤善化瘀血，行气血；附子辛温大热，可通十二经，走而不守，为温经要药，又可助血行，两者同为君药，以达温经活血之效。桂枝性温，辛温发散，可助附子温经之效；三棱、莪术行气破血，其中三棱偏于破血，莪术偏于破气，两药相用，助水蛭以化瘀血，行血气，以上共为臣药。赤芍、牡丹皮活血化瘀；昆布、槟榔软坚散结、利湿化痰；没药消肿散结、活血定痛，张锡纯载其"虽为开通之药，不至耗伤气血，诚良药也"；败酱草、大血藤味苦性凉，苦味燥湿，凉性趋下，又能引药下行，直达病所，特别是大血藤，李时珍在《本草纲目》中收录之，认为能"治诸风，通五淋，杀虫，活血定痛"，尤适合治疗本病湿浊血瘀之证，以上共为佐药。全方共奏温经活血、散寒除湿、化瘀定痛之效，攻而不过，温而不燥，利而不消。

程玲教授运用温通化瘀法治疗盆腔炎性疾病后遗症，对于有生育需求者常通过子宫附件超声检查、输卵管造影术等，判断输卵管的走行、通畅度以及与周围组织是否有粘连。如输卵管不通或通而不畅，输卵管积水，常加皂角刺、乳香、没药、地龙等药物。

（二）擅用扶正驱邪解毒法治疗 HPV 感染

宫颈高危型 HPV 感染早期可无任何症状，或可出现分泌物增多、接触性出血等。《傅青主女科》有云："夫带下俱是湿证。而以带名者，因带脉不能约束而有此病，故以名之。"《外科正宗》认为女子"交接出血者，阴虚有火不能藏血，肝经火旺迫血妄行"。程玲教授认为本病应责之于"湿"与"热"两邪，是由湿热之邪相互搏结、流注下焦所致；若湿热之邪蕴而成毒，结于宫颈，毒盛肉腐，而成癌前病变，更耗伤正气，正气亏虚，无力鼓邪外出，周而往复，预后不佳。

程玲教授认为清热利湿为治疗本病的基本原则，正所谓"正气存内，邪不可干"，充足的正气可协助祛除邪气，尚可因势利导，清热与利湿并行，分消除之。故在培扶正气的指导原则下，以自拟经验方外治宫颈高危型 HPV 持续性感染，药物包括黄芪、苦参、土茯苓、生地黄、蛇床子等，用药方式为阴道溻渍，取得不俗疗效。方中主要使用健脾补气之品及解毒除湿药物，两类药互为相使关系。黄芪味甘，性微温，入脾、肺经，补中益气、固表利水、托脓毒和生肌，配伍解毒除湿药物苦参、土茯苓等，增强自身的补气利水作用，亦可健脾渗湿；蛇床子苦寒，清热燥湿止痒；生地黄清热凉血，养阴生津，抗炎抗过敏。全方共奏健脾益气、解毒燥湿之功。

高危型 HPV 持续感染是困扰当代女性的重要难题，程玲教授巧妙运用扶正清热利湿之法治疗本病，疗效已被证实。治疗中应注意固护正气，提高自身免疫力；另外，还要注意经期及性生活卫生，对没有生育需求的女性，建议尽量全程使用避孕套来阻断传染途径。

（三）自创紫参洗剂治疗阴道炎

阴道炎是发生于阴道黏膜及黏膜下结缔组织的炎症，是女性生殖系统感染发病率最高的一种疾病。西医治疗阴道炎药物较为单一，主要以外用及口服抗生素为主，但长期应用可能抑制正常菌群的生长繁殖，且容易产生耐药性。因此，寻找安全有效的治疗方式，为广大女性解决困难迫在眉睫。

程玲教授根据多年经验，创制经验方紫参洗剂，具体组成为：黄柏、苦参、紫花地丁、黄连、黄芩、蒲公英、大黄、地肤子、蛇床子、覆盆子等。方中苦参、黄柏，共清下焦湿热，解毒杀虫，据《本经逢原》记载"黄柏苦寒迅利，疏肝脾而泄湿热，清膀胱而排瘀浊，殊有捷效"；黄芩、紫花地丁、蒲公英，清热泻火、燥湿解毒、除烦止痒；大黄泻下清热、活血化瘀；黄连，清热燥湿，泻火解毒；久病多虚、久病入肾，覆盆子归肝、肾、膀胱经，据《本草备要》中记载覆盆子可"益肾脏而固精，补肝虚而明目"，与蛇床子合用，共奏补虚、益气、温肾之功，使邪去而阴血不伤；地肤子祛风止痒、杀虫解毒。诸药合用，共奏清热燥湿、化瘀补虚、杀虫止痒之效。

第二章　临证经验

一、运用中药调周序贯疗法调经的临证经验

程玲教授认为，妇人乃特殊群体，无论是何种妇科疾病，必问经期，孕育之事更不例外，正如《女科经纶》中认为"医之上工，因人无子，……语女则主于血。著论立方……女子以调经为先。"《素问·上古天真论》说："女子七岁，肾气盛，齿更发长。二七而天癸至，任脉通，太冲脉盛，月事以时下，故有子。"说明女子一生所具有之特殊生理功能——经、胎、产、乳——是以经调为基础的。故治疗妇科疾病，尤其是不孕不育症，历代医家都非常强调调经之重要性。月经的来潮是女子进入青春期的标志，规律的月经又是妇人身体健康的标志之一。女性生理周期可分为四期——行经期、经后期、经间期、经前期，程玲教授认为应分期施治：行经期经血泻而不藏；经后期肝肾精血相对不足，应以滋补肝肾为主；经间期阴阳转化，气血鼓动，卵子排出而成孕；经前期阳气升发，为孕育胚胎提供充足的精血。她强调调经应顺应月经周期中气血阴阳消长之变化规律，补泻兼施，辨病与辨证相结合，在治疗妇科病时多用中药调周序贯疗法，调经方能种子。

（一）行经期养血祛瘀

月经来潮便进入行经期，胞宫为奇恒之腑，行经期胞宫的生理特点是泻而不藏，经血以通为顺，宜通不宜涩，加之胞宫相对空虚，治疗以养血活血通经为主。具体药物组成如下。

丹参 15 g	益母草 15 g	当归 15 g
赤芍 15 g	熟地黄 15 g	川牛膝 15 g
泽兰 12 g	党参 20 g	三棱 15 g
桃仁 12 g	红花 12 g	炙黄芪 20 g

方中当归、赤芍、熟地黄补血调经，丹参善入血分，祛瘀生新力强，行而不破，有补有散，集养血、活血、化瘀、止痛、生新血于一体。《本草纲目》记载"丹参能破宿血，补新血……其功大类当归、地黄、川芎、芍药故也"，故有"一味丹参，功同四物"之说。《本草汇言》指出："益母草，行血养血，行血而不伤新血，养血而不滞瘀血，诚为血家之圣药也。"丹参和益母草功效类似，均可祛瘀生新，行中有补，是月经期选方的主药，二者配伍，行瘀血而使新血不伤，养新血而无腻滞之弊。桃仁与红花相配是活血化瘀的经典药对，二者"濡润行散，善于活血通络"。加入泽兰助活血调经、利水祛瘀。行经期有大量血块时，瘀血非破不得去，故加用三棱等峻烈破血通经之品，以"祛瘀生新"。炙黄芪、党参为补益脾气要药，能升举中焦阳气。川牛膝功兼佐使，活血祛瘀，引血下行，使药达病所。若痛经者，加延胡索以行气止痛，痛经甚者

加乌药、小茴香、肉桂、吴茱萸以温经散寒止痛；若经期漏下不止，加蒲黄、三七粉以祛瘀止血，使瘀去新生；若怕冷明显，加巴戟天、淫羊藿以温补肾阳；若大便秘结者，加肉苁蓉润肠通便；若经前乳房胀痛，加佛手以行气疏肝止痛。根据患者临床表现辨证用药，以祛陈生新，促进子宫内膜彻底脱落，排出瘀血浊液。

（二）经后期滋阴补肾育胞

经行过后，胞脉空虚，肝肾精血相对不足，治疗以养血填精、滋补肝肾为主，可明显改善卵巢功能、促进卵泡生长，达到调经促孕之目的。程玲教授认为"经水出诸肾"，女子月经是胞宫的阴精由满盈而致溢泻的过程，在这个过程中肾的阴精输于冲任，为月经提供物质基础，阴精充沛月事方能以时下。而阴精不足则可导致胞宫空虚，无血可下，长此以往，卵巢储备功能受损，进而月经量少、月经后期甚至闭经。肾精、癸水的不足不但使卵泡、卵子生长的物质基础逐渐匮乏，而且使卵泡大量闭锁而减少或不能发育成熟，最终导致不能成孕；又因肝为刚脏，体阴而用阳，"肝肾为子母，其气相通也"，肾阴不足常可引起肝疏泄功能失常，疏泄不及则引起肝血不足，进而导致月经失调。一方面，肝肾同源，精血互生，共同构成月经的物质基础；另一方面，肝主泄，肾主藏，藏泄有序方使子宫功能平衡，经候如常。

经后期滋阴补肾育卵，以养血填精、滋补肝肾为主，所用方由六味地黄丸、五子衍宗丸、四物汤、二至丸加减化裁而成：取五子衍宗中菟丝子、枸杞子；又选用六味地黄丸中熟地黄、山茱萸、山药，去三泻之品，专于滋补肾、脾、肝之阴；取四物汤中熟地、当归，以其二者相合，动静相合，补血之功尤甚，且补而不滞；取二至丸中女贞子，同菟丝子、枸杞子调补肾中之阴阳，补益肝肾之精；加紫河车、党参、续断，大补阴精气血，益母草活血调经，以及石菖蒲等调心神之品，改善内分泌水平，提高卵泡质量。具体组方如下。

菟丝子 15 g	女贞子 15 g	枸杞子 15 g
熟地黄 30 g	当归 15 g	党参 15 g
续断 20 g	紫河车 15 g	益母草 15 g
山茱萸 15 g	山药 15 g	石菖蒲 10 g

方中菟丝子，可温补肾阳，亦有滋补肝、肾、脾之功。枸杞子、女贞子、熟地黄、山茱萸同为臣药，填补肾精，滋补肾阴。紫河车峻补奇经八脉、补气养血、温肾益精。当归养血亦能活血。党参培补中气，补气推动血行。山药补肺脾肾气。续断可补肝肾，其性善动，可推动气血运行。益母草活血，使诸药补而不滞。石菖蒲调心安神。经后期属于阴长期，治疗重点在于滋阴补肾，佐以助阳，以资冲任，使冲任气血充盛，血海有血可藏，同时促进卵泡发育和子宫内膜增殖，为排卵奠定物质基础，临床上可根据患者具体表现随症加减。

（三）经间期温肾助阳

我国的不孕症患者，由排卵障碍导致的占 25%～35%。对此，现代医学多使用促排卵药物，但部分患者存在卵泡长大不能自主排出或高促排卵率、低妊娠率等情况，同时可能造成卵巢过度刺激综合征等副作用。西药效果不佳时，可选中药促进排卵。

经间期（即排卵期）是古人所提"氤氲之时"：雾气环绕，阳气渐起，一派朦胧之象。经过经后期的培补，肾中之阴已盛，卵子已发育成熟，重阴必阳，阴阳的转化推动着成熟卵泡的排出。卵泡已成，气血鼓动，阳气升腾，则卵泡排出。若此时气血阻滞，阳气匮乏，卵泡排出缺乏动力，则导致排卵障碍，此期当助阳气升腾，气血鼓动，以达到促排卵的效果。卵子的排出乃是"阳动"的结果，阳气失于调动会造成卵子排出的动力不足。督脉乃阳脉之海，系一身之阳气，程玲教授治疗排卵障碍性疾病时注重温通督脉，振奋阳气。气血影响女子的生长、发育及生殖，气血运行失常，则形成瘀血，瘀血阻于冲任，下元不通，则卵子排出障碍，故排卵障碍主要病机责之于阳气不足和气滞血瘀。

经间期治疗应因势利导，温肾助阳，行气活血，使阳气升发，以促进阴阳转化为主，方用促排卵汤，具体组方如下。

当归 15 g	丹参 15 g	羌活 10 g
菟丝子 15 g	益母草 15 g	党参 15 g
续断 20 g	枸杞子 15 g	川牛膝 15 g
川芎 12 g	赤芍 15 g	

方中当归、丹参，补血养血，活血调经；菟丝子、枸杞子滋肾养肝；党参补气养血；羌活通络化湿、芳香开窍，亦可通督脉，《汤液本草》载："羌活……气微温，苦辛，气味俱轻，阳也。"牛膝、续断，补养肝肾，调理冲任；益母草养血活血利水，恰入阴分，攻补兼施，具有"行血而不伤新血，养血而不致瘀血"的特点；牛膝引血下行，兼为佐使；川芎活血行气，通调气血，为血中气药；赤芍清热凉血，散瘀止痛。从见透明拉丝状白带起服至基础体温升高停药，常服 3～5 剂。临床上常根据患者情况辨证加减以促排卵。

（四）经前期补肾阳滋肾阴

经前期治疗宜固冲调经，如妊娠又要固肾安胎，还要兼顾脾胃。此期之经验方亦可用于黄体功能不全引起的经期延长以及不孕、胎漏、胎动不安等疾病。

程玲教授认为黄体功能不全的病机为阳虚，经前期（即黄体期）是阳长期，阳气渐长为胚胎生长发育提供动力，而阳虚胚胎种植生长不利，易致不孕，阳虚也会导致女性机体基础体温的高温相难以维持足够的时间。肾为先天之本，肾主生殖，肾阳为一身阳气之本，推动激发脏腑功能。肾阳虚衰，温煦、推动力弱则发为宫寒不孕。脾为后天之本，运化水谷精微，供养全身脏腑组织，下达于肾，充养先天之精以促进人的生长发育与生殖功能。脾阳亏虚，脾失健运，水谷不化，气血津液化生不足，脏腑失养，肾气失充难以摄精成孕。程玲教授认为，黄体功能不全病机在于阳虚，关乎脾肾二脏，辨证归属于肾阳虚证、脾阳虚证或脾肾阳虚证。

经前期治疗应着重加强温补阳气，以助阳气充盛，为胚胎种植、生长、发育提供动力基础。具体组方如下。

熟地黄 30 g	山药 15 g	山茱萸 12 g
覆盆子 15 g	枸杞子 15 g	菟丝子 15 g
淫羊藿 10 g	锁阳 10 g	巴戟天 12 g
当归 15 g	续断 20 g	鹿角胶 10 g

组方之意宗《景岳全书》中的补阳之法，以《悬解录》五子衍宗丸及《小儿药证直诀》六味地黄丸化裁而成。本方取五子衍宗丸中菟丝子、覆盆子、枸杞子三味平补阳气之品。菟丝子甘平，归肝、脾、肾经，温肾壮阳，益肾养肝，补血填精；覆盆子酸温，入肝、肾经，温肾养肝，固精缩尿；枸杞子甘平，归肝、肾经，滋补肝肾，益精明目，三药共同组成平补肾阳的基本方。又选用六味地黄丸中熟地黄、山茱萸、山药，去三泻之品，三者共奏滋阴益肾之力，兼具养肝补脾之效，为滋阴益精之基本方。《景岳全书》中提及补阳之法为"善补阳者，必于阴中求阳，则阳得阴助而生化无穷"，少量温阳补火药与大队滋阴益精药为伍，旨在阴中求阳，精中求气。此方重在温补阳气，补阳之法取自《景岳全书》中补阳之义，在滋阴药中加淫羊藿、锁阳、巴戟天取阴中求阳之义。淫羊藿甘温，归肝、肾经，温补肾阳、强筋骨；锁阳甘温，归肝、肾

经，温补肾阳、益精血；巴戟天甘温，归肾、肝经，补肾阳、强筋骨。三者与熟地黄、山药、山茱萸等滋阴药合用以达到阴中求阳的效果，为胚胎着床生长打下基础。方中续断温补肝肾，调理冲任；当归补血活血，为补血圣药；鹿角胶补冲脉，补督脉，强肾补中益气，安胎。在临床上根据患者表现临证加减，温补脾肾中阳气，顾护冲任，以免胎元不固、血海开泄失常，导致经期提前。

中药调周序贯疗法是从调整人体气血出发，调节、促进下丘脑-垂体-卵巢轴的周期性活动，调整月经周期，调节月经量；促进卵泡发育成熟及排卵，改善卵巢储备功能；改善黄体功能及子宫内膜功能，促进胚胎发育以使月经正常来潮或至妊娠。

二、治疗多囊卵巢综合征伴高雄激素血症的临证经验

多囊卵巢综合征（polycystic ovary syndrome，PCOS）是多见于育龄期妇女的一种临床常见的女性内分泌代谢失调性疾病，其发病因素多、临床表现差异大，多伴有排卵功能障碍或丧失、高雄激素血症（hyperandrogenemia，HA），临床主要表现为月经稀发或闭经、异常子宫出血，不孕，或伴有多毛、痤疮、肥胖。雄激素过高不仅引起患者多毛、痤疮、脱发等临床表现，也是其长期不能正常排卵及卵巢多囊样改变的主要原因。因此，对 PCOS-HA 的诊疗成为 PCOS 诊治的核心问题之

一，西医学目前认为 PCOS－HA 的形成可能是因为下丘脑促性腺激素释放激素脉冲频率增高，使黄体生成素（luteinizing hormone，LH）释放增多，从而引起血清睾酮（testosterone，T）的升高导致痤疮、多毛等症。

中医一般认为本病由肾－天癸－冲任－胞宫轴功能紊乱而致，发病以肾虚、脾虚为主，痰湿、瘀血为标。目前大多数医者治疗以补肾为主，兼以健脾、活血、化痰。程玲教授善用经方治病，将中医经典理论灵活运用于临床，精准辨证施治 PCOS、卵巢功能减退等疾病。治疗本病以"补虚调心"为重点，滋阴益肾、清心解郁，认为该病以虚为本，重在调心。《黄帝内经》指出："诸痛痒疮，皆属于心"，心主神明、主血脉，心火亢盛即脏腑功能亢进，邪热通过经脉、气血流传而变生诸症。程玲教授衷中参西，认为心的功能应当包括脑（垂体）的功能，肾的功能应当包括精室（卵巢）的功能，子宫的功能应当包括冲、任、督、带等的功能，故"调心"即调整性腺生殖轴的功能，是本病治疗的关键步骤，临证以补虚、调心、祛瘀化痰为法辨证论治 PCOS－HA 时每获良效。兹将程玲教授临证治疗 PCOS－HA 的经验介绍如下。

（一）PCOS－HA 的病因病机

PCOS－HA 虽无中医学直接对应的病名，但可划归为中医"癥瘕""月经后期""不孕症""闭经""痤疮"等疾病范畴。

1. 心气郁结，肾阴亏虚，心肾不交

本病发病率逐年攀升，与身心状态、生活环境、社会环境等诸多因素相关，《辨证录》云："人有终日劳心，经营思虑，以致心火沸腾。"心气郁结久而生热化火，心火亢旺，下劫肾水，使肾水不足，不能上制心火，则心火愈亢，如此恶性循环，心肾不交；肾阴亏虚则卵泡无生长发育基础，故经迟、经闭不行、难以孕子。心火愈盛，火旺伐金，肺主皮毛，则痤疮、多毛等症难愈。

2. 痰瘀癥结，日久化热，上扰心神

本病以虚为本，肾虚、脾弱易夹痰湿，而变生瘀滞。痰湿壅遏气机则气滞，气滞则血行不畅致瘀，血行不利则为水，水聚可为痰湿，因果循环，故痰瘀互结为标。痰瘀癥结于卵巢，日久则卵巢包膜增厚、坚韧，则卵泡濡养减少、优势卵泡排出困难。痰瘀日久则阻滞气机，加之情志不畅，可致郁而生热化火，火热扰心，心神不安。

3. 脾胃虚弱，气血不足，心神失养

妇人经水与乳皆由脾胃化生。水谷入于胃，其性清纯，津液清轻之气上归于心，"奉心化赤"为血入脉中，血有余则注入冲任胞宫是为经水。脾胃虚弱，气血生化不及，血海盈满不及，则经迟、经少甚则经闭；子病及母，心失血养。

程玲教授总结 PCOS－HA 多为虚实夹杂、本虚标实之证，非一朝一夕而成，多毛、痤疮之症尤为显著者，多为一派火热内盛之象，发病与心、肾、肝、脾关系密切，可累及肺，但以心肾失调为主，整体病机以虚为本、痰瘀互结为标。

（二）PCOS - HA 的治法及常用药物

1. 滋补肝肾，清心解郁，交通心肾

《外经微言·心火篇》曰："肾之真水旺，而心火安。肾之真水衰，而心火沸。是以心肾交而水火既济……心肾之交，虽胞胎导之，实肝木介之也。肝木气通，肾无阻隔；肝木气郁，心肾即闭塞也……肾水为肝木之母，补肾即所以通肝。木非水不旺，火非木不生。欲心液之不枯，必肝血之常足；欲肝血之不乏，必肾水之常盈。补肝木要不外补肾水也。"肾阴充足，肾水可上济于心，不致心火偏亢，心肾水火既济；肝为心母，心血足则心神安。"静能生水""欲补肾者先宁心，心宁则肾自实"，临证常以地黄、枸杞子、山茱萸滋补肝肾，菟丝子、续断益肾阳，石菖蒲、郁金、远志清心解郁、交通心肾。

地黄可为生地黄或熟地黄，临证酌情选用。生地黄甘寒质润，养阴生津力强，滋腻性小，熟地黄味甘性微温，可"大补五脏真阴"，填精益髓，滋腻性大。山茱萸性温不燥，枸杞子性平，二者平补肝肾。补肾药物宜温补而不宜燥烈，否则易暗耗阴血，故程玲教授常以菟丝子、续断益肾阳，使肾中阴阳平衡，同时为卵子的排出提供助力。药理学研究显示，补肾药物可调整性腺生殖轴，调节激素水平，改善卵巢微环境。

《石室秘录·本治法》云："人非心不能宁静致远，非肾不能作强生育……欲安心者当治肾，欲治肾者当治心。"石菖蒲、郁金、远志三者味辛、苦，皆入心经。石菖蒲开心窍、醒

神、化中焦上泛之湿浊；郁金清心火、解郁顺气，心气不郁、心火不亢而不消耗下焦之肾水，肾阴不受心火扰动，肾阴得以渐复，心肾水火既济；远志开心气、通肾气、祛痰，而交通心肾。三者配伍辛开苦降，则心气可下降通于肾。现代研究表明，石菖蒲有抗抑郁、抗焦虑的作用。心为君主之官，心神清明，主明下安，则上行下效，有利于月经周期的调节及症状缓解，改善甚至恢复性腺生殖轴的功能及内分泌水平。

2. 祛瘀化痰，活血清热，宁心安神

元代朱丹溪云："经不行者，非无血也，为痰所碍而不行也。"《医学源流论》云："妇人之疾，其所以多癥瘕之故，亦以经带产之血，易于凝滞。"痰湿、瘀血既是病理产物又是致病因素，本病病势缠绵日久，可生热化火扰动心神，《景岳全书》云："心为君火，肾为相火，心有所动，肾必应之。"心神躁扰不宁亦不利于"心－肾－子宫轴"的调节。《血证论》有云"须知痰水之壅，由瘀血使然，但却瘀血则痰水自消"，说明痰、瘀可相互转化，祛瘀有利于化痰，临证时以瓦楞子、白芍、生甘草三者同用祛瘀化痰，丹参、栀子、牡丹皮清热活血化瘀。

瓦楞子味咸，具清热化痰祛瘀、软坚散结之功，以消除卵巢瘤结的痰瘀之邪，使增厚的包膜变薄、卵巢体积缩小，改善多卵泡情况。《神农本草经》谓芍药"除血痹，破坚积，寒热，疝瘕"，有破癥积之力。本病患者的血清性激素六项水

平、子宫内膜厚度、卵泡大小及数量多属于早卵泡期水平，卵泡期对应中医月经周期中的经后期，此期血海空虚，需着重补益肝肾、固护阴血，以味酸之白芍、味甘之甘草酸甘化阴，使阴血充，有利于子宫内膜的增长修复以及优势卵泡发育和排出，取"阳化气、阴成形"之意。白芍偏益肝阴，肝为心母，心血足则心神安定。虽白芍、甘草二者合用亦有效，但医者临证时发现将瓦楞子与此二者同时运用能够收到更好的疗效。研究发现瓦楞子的作用可能与其可以改善 PCOS 失调的内分泌水平有关。药理学研究表明：芍药甘草汤能降低高雄激素水平，改善月经情况、提高排卵率及妊娠率，其作用与药物剂量有一定相关性；甘草次酸可抑制小鼠生殖腺产生睾酮，与芍药合用可显著降低血清游离睾酮和总睾酮的水平；白芍含有芍药苷，可通过调节性腺生殖轴降低睾酮水平。

丹参、栀子、牡丹皮三药皆入血分，清热活血化瘀，味苦入心，清心火，不致心火扰动下焦肾水，叶天士在《本草经解》中道："心血足则火息，而皮毛中寒热自愈也。"丹参是活血调经的要药，性善通行，《本草纲目》言其可"破宿血"，以破除卵巢上癥结之痰瘀。"一味丹参，功同四物"，血可生气，亦可载气，养血活血，故而血充气盛，血脉畅行，瘀痰无再生之由；气血充盛，心神得以濡养，血海可按时满盈，月事则在心-肾-胞宫轴的调节下按期而至。栀子苦寒，又入气分，可清泻三焦火邪，助消痤疮。牡丹皮可"行瘀血而泻热……化脏腑之癥瘕"，活血而不动血、凉血而不留瘀，消除卵巢上之瘀血。丹参为三者配伍之首，以其用量最大，临证可用至15~30 g，取其活血化瘀、调经通络之功，牡丹皮助其加强化瘀之力，且栀子味苦能利湿除烦，使三焦畅、气血和，而痰饮、水湿、瘀血、气郁等内生之邪可渐除之，对改善血热引起的痤疮、降低睾酮水平大有裨益。活血药可促进血液循环，有助于卵巢血液供应，利于卵泡发育。研究表明丹参中丹参酮能抗雄激素，使痤疮患者血清低 FSH、高 LH、高 T 水平恢复正常；而丹参酮可降低 T 前体（17-羟孕酮，17-OHP）的水平、抑制高 T 水平，故抗雄激素治疗对妊娠结局及子代亦有意义，并可能下调 CYP17、AR 基因表达来降低血清 T 及 LH 的浓度，对糖脂代谢也有调控作用。有研究用丹栀逍遥丸及京尼平苷（栀子提取物）治疗 PCOS 模型大鼠肝郁火旺证，发现其能抑制卵巢组织中雄激素合成关键酶 17β-羟基类固醇脱氢酶（17β-HSD）的表达，认为其能够改善卵巢源性 HA，且后者起主要作用。

3. 健脾燥湿，补气养血，濡养心神

《济阴纲目》云："心统诸经之血……心脾平和，则经候如常，苟或七情内伤，六淫外侵，饮食失节，起居失宜，脾胃虚损，心火妄动，则月经不调矣。"《古今名医方论》指出，"脾阳苟不运，心肾必不交，彼黄婆者，若不为之媒合，则已不能摄肾气归心，而心阴何所赖以养，此取坎填离者，所以必

归之脾也"，说明脾胃气血虚弱则心神不得濡养，脾虚升降失常，则不利于心气下通于肾、肾水上济于心，使心肾不交。若脾胃虚弱，运行水谷、化津液之力弱，湿浊内生，上蒙心窍则心神亦不得清明。临证常以苍术、黄芪、鸡内金健脾燥湿、补气养血。

苍术性温，味辛、苦，芳香健脾燥湿力强，走而不守，《雷公炮制药性论》云："苍术辛甘祛湿，脾胃最喜，故宜入之。"本病以虚为本，应用补益之品较多，然补益之品恐有壅滞脾胃运化之弊，"凡欲运脾，则用苍术"，脾虚湿困所致之纳呆脘痞、恶心呕吐、腹胀不舒、倦怠乏力、痰饮水肿等尤为适宜。脾乃生痰之源，苍术健脾燥湿，鸡内金健运脾气，黄芪补气健脾益肺，治痰之源。苍术燥湿，黄芪亦可利水，更有利于祛除湿浊，使心神不为所蔽。脾为后天之本，脾健则后天水谷之精充盛、气血生化充足，可滋养心神及先天肾精，心肾水火既济，心肾交通，血海可按时满盈，则月事正常；精、气、血充足，卵泡生长有源，可实现阴生阳长、重阴必阳的转化。化痰中药苍术可抑制糖原异生而改善胰岛素抵抗，从而纠正PCOS - HA 代谢异常。

黄芪功擅补益脾肺之气，补气以生血养血，补气以行血，有理气通经之功，意在通胞宫胞络之瘀滞，使气畅血和。《本草经解》中称："黄芪气味甘温，温之以气，所以补形不足也；补之以味，所以益精不足也。"本病为本虚标实之病，精、气、血是经血的物质基础，亦是卵泡生长发育和排出的重要前提。张锡纯在《医学衷中参西录》云："其善化瘀积……脾胃健壮，益能运化药力以消积也……不但能消脾胃之积，无论脏腑何处有积，鸡内金皆能消之，是以男子痃癖、女子癥瘕，久久服之皆能治愈。又凡虚劳之证，其经络多瘀滞，加鸡内金于滋补药中，以化其经络之瘀滞而病始可愈。""盖鸡内金善化瘀血，即能催月信速于下行也。然月信通者服之，或至过通；月信之不通者服之，即不难下通。""盖鸡内金生用，为通月信最要之药，而多用又恐稍损气分。"本病为本虚标实之病，又因痰瘀癥结双侧卵巢、阻滞胞宫胞络，而月信常迟迟不至，是以鸡内金健脾补虚化瘀、通月水，助诸药力运化。黄芪临证时用量在 30 g 以上为佳，配伍鸡内金，则气血生化不止而不生壅滞。有研究表明，大剂量黄芪提取物——黄芪甲苷具有改善胰岛素抵抗等多种生物活性，可通过抗氧化应激改善 PCOS 症状，调节血清性激素六项（主要表现为 T、LH、FSH 下降），缓解卵巢增生程度和病理改变，显著改善排卵状况。

综上，PCOS 是临床常见的女性内分泌代谢失调性疾病，西医治疗多以口服避孕药（常用炔雌醇环丙孕酮片）为主，虽有疗效，但不良反应为大多数患者所不能接受，亦不能从根本上解决排卵障碍问题，故临床上越来越多的患者求助于中医药治疗。程玲教授临证治疗本病时以"补虚调心"为重点，滋阴益肾、清心解郁，使心肾交通；祛瘀化痰除本病有形之邪，兼清心热；健脾补益气血，使心神得养。心神安定，肾充可主导月经，脾旺则后天之源不竭又可资先天，邪去正安，诸症可愈。此外，临床上更需注重结合心理疏导、生活调护等，帮助患者树立对待疾病的正确观念，从饮食、情绪、运动、作息等多方面指导患者进行长期自我管理，旨在为 PCOS－HA 患者制订个体化治疗方案，缩短治疗时间，改善甚至恢复正常月经和内分泌水平，最终达到身心健康、生活质量提升的效果。

三、治疗卵巢储备功能下降的临证经验

卵巢储备功能下降，指卵巢产生卵子能力减退，卵细胞数量和质量下降，导致女性性激素紊乱，生育能力下降。卵巢储备功能不足，中医里没有与之对应的病名，其症状散见于中医的"血枯经闭""月经量少""月经先后不定期""经水早断"及"不孕"等疾病。中医认为其主要病机是脾虚气血生化乏源，无以滋养后天之肾精，而致冲任胞宫失养。《傅青主女科》云"经本于肾""经水出诸肾""经水非血，乃天一之水，出自肾中"。《素问·上古天真论》云："女子七岁，肾气盛，齿更发长；二七而天癸至，任脉通，太冲脉盛，月事以时下……七七任脉虚，太冲脉衰少，天癸竭，地道不通，故形坏而无子也。"可见肾在女性的一生中起着举足轻重的作用，主导着月经的产生与断绝。

程玲教授认为女性的生殖系统主要依靠肾－天癸－冲任－

胞宫轴的平衡协调，肾藏精，主生殖，为天癸之源，肾气充盛，天癸按期而至，月经来潮；反之若肾精亏虚、肾气不足，则易导致天癸绝，经断不来甚或不孕。且妇女一生以血为本、以血为用，女子经、孕、产、乳的生理活动均以血为本又需耗血，致使机体处于血常不足的状态。然气为血帅，气行则血行，气虚则郁结阻滞，血行不畅而致血脉瘀阻，血虚不能载气，气血亏虚，冲任失调，胞宫闭阻，即所谓血枯经闭、血隔经闭。故在治疗时，喜用血肉有情之品大补精血，治疗诸虚百损，使任脉得通，冲脉得盛。程玲教授常在健脾补气、强肾益精的基础上，适当加用具有养血、活血、通络、化瘀功效的中药，改善卵巢血供，促使卵巢功能恢复正常。

程玲教授在学术思想上重视肝、肾，常将顾护脾胃贯彻始终，并且非常重视调心神。正如张景岳在《景岳全书》中所提及："调经种子之法，亦惟以填补命门，故惜阳气为之主，然精血之都在命门，而精血之源又在二阳心脾之间。"在临床上，程玲教授在经后期着重滋阴养血，以补胞脉之空虚，肝肾精血之不足，治疗以养血填精、滋补肝肾为主，可明显改善卵巢功能。菟丝子、枸杞子、杜仲、鹿角胶温肾养肝、益精补髓；熟地黄、山茱萸、山药，专于滋补肾、脾、肝之阴。诸药相合而达温养先天肾气以生精，培补后天肝气以化血。佐以益母草活血调经补冲通任，炒酸枣仁安神补心血，石菖蒲开窍凝神、通血脉。临证中既要注意肾中阴阳的平衡，又要注意用药的动静结合。考虑患者个体差异，在临床具体应用时，尚需灵活变通，使方剂更加契合每个患者的个体特点，达到更好的治疗效果。如胞宫寒甚，或泄或痛，可加制附片、炮姜、干姜；如肝气郁滞而气滞腹胀者，可加香附；如血热多火，月经先期者，可加地骨皮、黄芩等。

四、治疗原发性痛经的临证经验

原发性痛经是妇科常见病，多见于青春期少女和未婚年轻女性，由于经期子宫平滑肌强烈收缩，血管痉挛，导致子宫缺血缺氧、物理刺激痛阈值降低，进而引起酸性代谢产物堆积于子宫肌层而发生痛经，主要表现为经期或行经前后的周期性小腹疼痛，常伴有恶心呕吐、头晕头疼、全身乏力等症状，对女性的工作和正常生活造成严重不良影响，极大降低了生活质量。西医治疗原发性痛经常采取口服止痛药、避孕药等方式，通过减轻子宫收缩达到缓解疼痛症状，但仅用西药干预不能解除疼痛的致病因素，且长期服用西药会导致依赖性及不良反应。程玲教授通过辨证施治和整体调节，运用中医药治疗青春期痛经，疗效较为满意。

《素问·上古天真论》曰："女子七岁，肾气盛，齿更发长；二七而天癸至，任脉通，太冲脉盛，月事以时下，故有子。"程玲教授认为，青春期少女，天癸刚至，任脉始通，肾气未充，精血未盈，冲任失于濡养，血脉虚滞，不荣则痛；加之功课繁重、压力大，易忧思郁怒，则气机不畅，气滞血瘀，阻滞胞宫，部分少女平素贪凉饮冷，或经行时摄生不慎，不注意保暖，导致寒湿之气侵入冲任，凝滞胞宫，不通则痛。青春期痛经多为虚实夹杂之证，以肾精亏虚为本，气滞寒凝血瘀为标，治疗上当以调理冲任为基本治法，以补肾填精为主，兼以温经散寒、行气止痛、活血化瘀。程玲教授临床中常选用少腹逐瘀汤加减治疗。关于服药时间，程玲教授认为痛经之治重在经前，常嘱患者经前1周开始服药至月经周期第2至3日或至疼痛缓解。程玲教授常选用药物有：肉桂、小茴香、艾叶、当归、川芎、赤芍、桃仁、丹参、延胡索、川楝子、乌药、香附、川牛膝、白芍、炙甘草等。处方中肉桂、小茴香、艾叶温经通脉，散寒止痛；当归、川芎、桃仁、赤芍、丹参活血化瘀定痛；白芍配伍炙甘草酸甘缓急止痛；香附疏肝理气止痛；延胡索、川楝子、乌药行气止痛；川牛膝活血通经，引血下行。此外，程玲教授强调痛经的治法还包括注意精神及作息的调护，常嘱咐患者放松情绪，调整心态，经期注意休息和保暖，避免劳累。

五、治疗子宫内膜异位症的临证经验

子宫内膜异位症（endometriosis，EMS）是指育龄期女性具有活性的子宫内膜组织（腺体和间质）出现在宫腔以外的部位，周期性生长、出血、脱落的慢性炎症性疾病，主要表现为痛经、囊肿、盆腔粘连、不孕等，临床中异位内膜组织可种植在盆腔、腹膜、肠道、膀胱、肺部等全身多处部位。关于EMS的发病机制至今尚未有确定性的论述，目前主要有经血逆流、在位内膜决定论、免疫炎症效应、干细胞理论等学说。EMS在育龄期女性中的发病率约为10%，20%～50%的不孕症患者合并有EMS，因此本病对女性的生殖健康和生活质量有着严重的负面影响。EMS无对应的中医病名，依据其临床表现以"癥瘕""痛经""不孕""月经过少""月经先期"等论治。

程玲教授认为血瘀是EMS的关键病机，主要病位在胞宫，瘀血阻于胞宫、胞脉、胞络，同时气滞、痰饮、水湿等病理产物相互胶结，共同促进疾病的发生发展，日久损及肾－天癸－冲任－胞宫轴的正常功能，冲任功能失调，肾精肾气亏虚，导致痛经、包块、不孕甚至卵巢功能损伤等。瘀血的形成与诸多因素相关。《医学源流论》云："妇人之疾，与男子无异，惟经期胎产之病不同，并多癥瘕之疾。其所以多癥瘕之故，亦以经带胎产之血，易于凝滞。"妇人较男子多了经带胎产这一类以血为用的病证，而血易受多种因素的影响而凝滞不行。《景岳全书·妇人规·癥瘕类》中道："瘀血留滞作癥，惟妇人有之。其证则或由经期，或由产后，凡内伤生冷，或外受风寒，或恚怒伤肝，气逆而血留，或忧思伤脾，气虚而血滞，或积劳积弱，气弱而不行，总由血动之时，余血未净，而一有所逆，则留滞日积而渐以成癥矣。"衷中参西,异位内膜组织周期性反复脱落出血,属"离经之血",亦是瘀血,瘀阻于胞宫、胞脉、胞络,"瘀久不消则变成积聚癥瘕也"。2019年《子宫内膜异位症中西医结合诊治指南》也将血瘀定为EMS的基本病理基础。

程玲教授临证治疗EMS以活血化瘀为主要治法,本着"久病必虚"的理念,不仅选用活血消癥止痛之品,并合用补虚扶正药物以助驱邪,标本同治,且对症稍加理气、行气、祛痰、化饮之法,以调和气血。"妇人腹中诸疾痛,当归芍药散主之。"(《金匮要略·妇人杂病脉证并治》)"血不利则为水"(《金匮要略·水气病脉证并治》),应以当归芍药散治之。方中当归、川芎配伍芍药,治血虚不济而滞;茯苓、白术配伍泽泻,治水湿停留;重用芍药,意在缓腹部挛急疼痛。本方为妇科良方,焦树德谓:"有养血益脾之功。"异位病灶具有浸润性、侵袭性,故酌加皂角刺、生牡蛎、海藻等软坚散结之品;兼虚象者,酌加党参、黄芪等补虚益气之品;兼热象者,酌加石见穿、半枝莲、白花蛇舌草等清热解毒之品;久病入络者,加水蛭、地龙等虫类药以搜刮经络之邪;瘀血重、腹痛甚者,加乳香、没药、三七等以活血散瘀定痛;气滞甚者,加延胡索、乌药、橘核、荔枝核等以行气止痛。其中,程玲教授认为异位的子宫内膜浸润、侵袭的特性与肿瘤相似,而白花蛇舌草具有增强免疫力、抗炎、抑制肿瘤细胞生长的药理作用,常用

15～30 g 的剂量来对抗异位病灶的进一步扩大。

六、治疗输卵管性不孕的临证经验

流行病学调查显示，2023 年我国不孕率达 18.2%，超过 5000 万人受不孕不育困扰，其中，输卵管因素占 25%～35%，是导致女性不孕的主要原因之一。输卵管是女性生殖系统的重要组成部分之一，具有摄取卵子、运送精子、提供受精场所以及把受精卵运送至子宫腔的重要作用。其中任何一个环节发生异常，都将直接导致妊娠失败，甚至导致异位妊娠等发生，危及生命。目前，临床上将任何引起输卵管解剖结构及功能异常致女性无法自然生育者，统称为输卵管性不孕。

输卵管受损或堵塞的原因多种多样，大体可分为感染性因素和非感染性因素，各占 50% 左右。感染性因素大体如下。①由细菌、病毒、支原体及衣原体等多种病原体感染引起的盆腔炎是输卵管炎症的常见原因；②人工流产、宫腔内节育环放置术等宫腔手术引起的宫腔感染可蔓延至输卵管引起输卵管炎；③性传播疾病、结核、放线菌感染等均引起输卵管积水、积脓、迂曲、堵塞；④输卵管周围器官或组织炎症（化脓性阑尾炎、结核性腹膜炎等）亦可继发输卵管炎。非感染性因素大体如下。①输卵管先天发育异常如输卵管缺失、输卵管发育不全等；②子宫内膜异位症引起卵巢和输卵管周围广泛粘连，进而导致输卵管梗阻及闭锁；③手术（如输卵管结扎术等）导致输卵管结构和功能破坏；④盆腔邻近器官肿瘤（卵巢肿瘤、输卵管系膜囊肿）压迫。西医治疗方法主要包含抗生素治疗和手术治疗，输卵管性不孕是辅助生殖技术的主要适应证。

"输卵管性不孕"属中医"不孕症"范畴，也可归属于"无子""癥瘕""妇人腹痛""带下病"等。"不孕"之名首载于《周易》（"妇三岁不孕"），作为病名首见于《素问》（"督脉为病，女子不孕"）；《备急千金要方》又将不孕细分为"全不产"和"断绪"，分别对应现代医学中的"原发性不孕"和"继发性不孕"。古代医家虽未提出输卵管等解剖名词，但也对此早已有了认知，朱震亨《格致余论·受胎论》提出"阴阳交媾，胎孕乃凝。所藏之处，名曰子宫，一系在下，上有两歧，一达于左，一达于右"。《沈氏女科辑要》记载"子宫之底，左右各出子管一支，与小孔通，长二寸半，垂于子核之侧，不即不离""男精入子宫，透子管，子管罩子核，子核感动，精珠迸裂，阴阳交会"。其中"子管""两歧"即为输卵管，说明古代医家已对女性生殖系统有了一定的解剖学认知。

关于不孕的病因病机，历代医家认为"瘀"为主要病因，《神农本草经》载"无子者多系冲任瘀血，瘀血去自能有子也"，指出不孕多由冲任、胞宫瘀血阻滞；《针灸甲乙经》中记载"女子绝子，衃血在内不下，关元主之"，指出瘀血困于下腹则针刺任脉关元穴；《石室秘录》又指出"任督之间，倘有癥瘕之症，则精不能施，因外有所障也"，故癥瘕瘀血之证阻滞经脉与胞宫则致不孕；清代王清任始创少腹逐瘀汤治疗不孕，认为其有"种子如神"之功，侧面论证"瘀"的病因并肯定了活血化瘀药对于不孕症的作用。现代医家以"瘀"为根本总结输卵管性不孕乃冲任瘀阻，胞络涩滞，阻碍精卵结合，在此基础上总结出四种证型：气滞血瘀型、湿热瘀结型、寒湿瘀滞型、气虚血瘀型。程玲教授认为，辨证论治是中医内治法的核心思维，以上证型虽不同，但输卵管性不孕的治疗原则依然以祛除瘀血为主，以理气活血、化瘀通管为总则，治疗以活血化瘀为大法，基于经方，审证求变，临证中还应重视精血理论，注意扶正祛邪，避免损伤阴血。

程玲教授在临床中善用外治灌肠法改善患者盆腔内环境，治疗输卵管性不孕。中药灌肠法是近年来临床治疗输卵管性不孕应用得最多的外治法之一。输卵管性不孕的病变部位与直肠相邻，直肠黏膜血管丰富，中药保留灌肠的药物通过直肠黏膜吸收，药力直达病灶，既能避免药物的肝脏首过效应，提高生物利用度，又能避免长期口服活血化瘀、清热利湿药物对胃肠的刺激，提高患者的依从性。临床常用的药物有：三棱、莪术、丹参、桃仁、红花、赤芍、当归、制乳香、皂角刺、路路通、透骨草、大血藤、蒲公英、败酱草等。以上药物具有抗菌消炎、软坚散结、解除粘连、疏通管腔之作用，直肠给药又使药物直达病所并促进体内血液微循环，增强药物的吸收能力，同时具有改良患者体质、改善卵子质量和子宫内膜容受性等作用，以达到成功妊娠的目的。

七、化瘀安胎法治疗绒毛膜下血肿的临证经验

绒毛膜下血肿（subchorionic hematoma，SCH）是指绒毛膜板和底蜕膜之间分离引起出血，血液积聚在绒毛膜和底蜕膜之间形成的血肿。部分妊娠早期的 SCH 可无明显症状，合并有先兆流产的 SCH 患者常表现为反复的阴道流血、下腹痛等症状。研究显示，SCH 与复发性流产、胎盘早剥、早产、胎膜早破、子痫前期、胎儿生长受限等不良妊娠结局相关。SCH 的确切病因尚不明确，目前研究表明，母体免疫紊乱是其发病的原因之一。

绒毛膜下血肿属于西医病名，中医尚无关于该病的明确记载，通常将其归类为"胎漏""胎动不安"等范畴。临床医家经过不断地实践与总结，认为其多由脾虚、阴虚、血热、血瘀等病因引起，临床上治疗多应用补肾类、健脾类以及化瘀安胎类中药。

中医认为绒毛膜下血肿乃是离经之血积存在胞宫，也就是胞中瘀血，当首选化瘀安胎为治疗原则，尽管在妊娠期间对于化瘀药物的使用需谨慎，但《素问·六元正纪大论》中记载"黄帝问曰：妇人重身，毒之何如？岐伯曰：有故无殒，亦无

殒也"。"殒"是损伤之意,在这里就说明在针对病因治疗时,即使妊娠期应用相对峻烈之药,也不会引起堕胎的发生。且中医还强调"瘀血不去,新血不生""妇人有孕,全赖血以养之,气以护之",妊娠期间妇女依赖于气血的滋养和保护,因此化瘀安胎法在治疗中有其必要性和可行性。

程玲教授多用桂枝茯苓丸治疗该病。桂枝茯苓丸出自《金匮要略·妇人妊娠病脉证并治》,主要作用为活血化瘀、缓消癥块,原本用于治疗妇科癥瘕,但经过临床的不断实践,该方剂的应用范围已经扩展到冠心病、脑出血、痤疮等疾病。程玲教授根据化瘀安胎的治疗原则,将桂枝茯苓丸应用于妊娠绒毛膜下血肿的治疗当中,经过临床验证,其对于促进绒毛膜下血肿的吸收效果是肯定的。

程玲教授认为,保胎虽以固肾安胎为主,但若有瘀血,也应当本着"有故无殒,亦无殒也"的原则进行化瘀安胎的治疗。《金匮要略》云:"妇人宿有癥病,经断未及三月,而得漏下不止,胎动在脐上者,为癥痼害。妊娠六月动者,前三月经水利时,胎也。下血者,后断三月衃也,所以血不止者,其癥不去故也,当下其癥,桂枝茯苓丸主之。"指出癥病下血和胎漏下血的不同情况。桂枝茯苓丸的作用主要是去癥,癥去则新血养胎,故去癥即所以安胎。桂枝茯苓丸方由桂枝、茯苓、牡丹皮(去心)、芍药、桃仁(去皮尖),加蜂蜜炼为丸而成。如兔屎大,每日食前服一丸,不知,加至三丸。根据《金匮要略》中对于用药剂量的描述，在应用本方时也应本着"用药轻缓，中病即止"的原则，取正常量的三分之一或一半，配合黄体酮针剂、黄体酮胶囊、地屈孕酮片等保胎药物，这样对患者的预后更有利，也可以显著提高疗效。

八、治疗产后汗证的临证经验

产后汗证是产妇产褥期间常见的一种疾病，产褥期是指分娩结束到全身各器官（除乳房外）恢复至未孕状态的一段时间，需6~8周，一般为6周。产后汗证在发病之初，易与正常汗出混淆，所以常常被忽视。中医认为可以根据汗出的量来区分正常汗出与产后汗证：若产妇全身汗出，或上半身汗出，或仅头面部微微汗出，或仅于稍劳、进食时汗出，汗出量少，无须更换内衣，属于产后正常现象，无需药物干预；与之相对，产后汗出则表现为异常汗出，需要特别关注。

产后汗证包括产后自汗和产后盗汗两种。产后自汗表现为妇人分娩后汗出量多且持续不断，而产后盗汗表现为产妇在睡眠中汗出湿衣，醒后汗止。轻者数天内可自行缓解，重者病程迁延、变生他疾。

程玲教授认为该病病机是在气血亏损的基础上，伴随其他脏腑功能失调，或有脾肾阳虚，或阴虚火旺，或湿热内蕴，或血脉瘀滞，或肝气郁结。因产后具有多虚的生理特点，而气虚日久又常影响脾肾运化功能，故治疗上应按虚实辨证施治，以补养气血为主，同时注意温补脾肾。实证当祛邪，法用清热祛湿、活血化瘀、疏肝理气等，用药须防滞邪、助邪之弊，避免犯虚虚实实之误。

程玲教授曾治疗一患者，32岁，剖宫产后80天持续汗出过多，睡则汗出，醒则汗止，并伴有足跟酸痛、牙酸痛、怕热、便秘的症状，且情绪低落。开始患者及家属认为产后出汗属于正常现象未给予足够重视，因此导致病情迁延且出现了一系列不适的伴随症状。患者来诊时面色萎黄，精神萎靡，舌暗红，有小裂，脉细弦滑。程玲教授认为此患者处于产后，当然会有多虚多瘀的病理状态存在，但"勿拘于产后，亦勿忘于产后"，程玲教授根据临床表现可知此患者属于肾阴不足，肾水不能上济心火，心神不安，阴虚热盛，导致盗汗不止，故给予知柏地黄丸合甘麦大枣汤加减治疗。患者服用7剂后返诊，汗出明显减少，牙龈酸软及足跟痛好转，心情好转，但仍有睡眠欠佳的表现。程玲教授随证加减以潜阳安神止汗，嘱其继续服用7剂。7天后回访，患者诸症消失，疗效稳固。

九、治疗女童性早熟的临证经验

性早熟（precocious puberty，PP）是指儿童在特定年龄界限之前出现青春期发育征象，《中枢性性早熟诊断与治疗专家共识（2022）》将中枢性性早熟的诊断修订为：女童7.5岁前出现乳房发育或10岁前出现月经初潮，男童9岁前出现睾丸发育。近年来儿童性早熟的发病率不断提高，且女童高于男童，青春期提前启动可使患儿骨骺提前闭合，生长时间缩短，成年身高受到影响，研究表明，性早熟还能增加成年后患肥胖症、高血压、2 型糖尿病等疾病的风险，青春期早发的性早熟女孩亦可出现焦虑症状。因此，对于性早熟对儿童身心健康的影响，家长与社会应给予高度关注与重视，并积极进行预防与治疗。性早熟的发病与环境和遗传因素有关。环境因素包括环境内分泌干扰物（environmental endocrine disruptors，EEDs）、心理与社会因素、生活与饮食方式、光污染等，这些均是儿童性早熟发生的危险因素。根据下丘脑 – 垂体 – 性腺（hypothalamic-pituitarygonadal，HPG）轴功能是否提前启动，临床上通常将性早熟分为中枢性性早熟（central precocious puberty，CPP）、外周性性早熟（peripheral precocious puberty，PPP）和不完全性性早熟。CPP 又称促性腺激素释放激素（gonadotropinreleasing hormone，GnRH）依赖性、完全性或真性性早熟，PPP 又称非 GnRH 依赖性或假性性早熟。近年来，程玲教授运用中药治疗女童性早熟，临床显示有较好疗效。

《素问·上古天真论》中记载："女子七岁，肾气盛，齿更发长；二七而天癸至，任脉通，太冲脉盛，月事以时下，故有子。"指出天癸的按期来临与肾气、肾精、任脉、冲脉有关，肾藏精，主生殖，任主胞胎，冲为血海，而冲任二脉系于肾，由此说明，中医之"肾"有促进生长发育和生殖功能成熟的作用。中医古籍中并无"性早熟"一说，临床性早熟通常以乳房发育、疼痛为首发症状，其次是生殖器的发育，或天癸早至，故可隶属于中医"乳疠""乳癖""月经先期""乳核"等疾病范畴，现在中医也称之为性早熟。

程玲教授认为儿童性早熟的发生与先天不足、后天失养和环境改变有关。肾藏精，主生殖，为先天之本，与人体生长发育和天癸按时来临密切相关。《素问》曰："肾者，主蛰，封藏之本，精之处也。"肾精包括先天之精和后天之精，先天之精来源于父母，故先天禀赋和遗传因素可影响性早熟的发生，女童性早熟的发生与患儿母亲初潮年龄有一定关系。从中医经络学说角度看，足阳明胃经行贯乳中；足太阴脾经络胃上膈，布于胸中；足厥阴肝经循股入阴毛中，过阴器，抵小腹，布胸胁绕乳头；足少阴肾经上贯肝膈与乳联。结合小儿"肾常虚""阳常有余，阴常不足"的生理特点，程玲教授认为性早熟涉及脏腑以肾、肝、脾三脏为主。应"补其不足，损其有余"，故以滋补肾阴、清泻肝火为基本方法，使患儿达到阴平阳秘的状态。

程玲教授临床中喜用知柏地黄丸治疗该病。知柏地黄丸最早记载于《症因脉治》一书，由知母、黄柏、熟地、山茱萸、牡丹皮、山药、茯苓、泽泻组成，具有滋阴降火的功效，适用于阴虚火旺证，为临床中经典的滋阴降火方剂。方中熟地黄，味甘，性微温，具有滋阴补肾填精的功效；山茱萸，味酸涩，性温，可滋补肝肾；山药，味甘，性平，可补脾益气而固精。三味药相配，共同发挥补益肝、脾、肾的作用，以补肾阴为主，以治其本。泽泻，味甘，性寒，泄肾利湿，可防止熟地黄过于滋腻；牡丹皮，味苦、辛，性微寒，能清泻肝火，同时可以制约山茱萸的收敛作用；茯苓，味甘淡，性平，淡渗脾湿，助山药健脾助运。此三味药物，泻湿浊，平其偏盛，以治其标。知母，味苦甘，性寒，具有清热泻火、滋阴润燥的功效；黄柏苦寒泻火，坚真阴。二者相须为用，增强了滋肾阴、清相火的功用。知柏地黄丸可以缓解第二性征发育，改善下丘脑 - 垂体 - 性腺轴功能，抑制骨龄提前。此外，程玲教授在临床中常配伍使用夏枯草、生牡蛎清肝热，散郁结，荔枝核、橘核、昆布软坚散结，若患儿有心火炽盛的表现，如心烦、失眠、焦虑不安等，常用栀子、莲子心清心宁神定志，收效甚著。

十、治疗盆腔炎性疾病后遗症的临证经验

盆腔炎性疾病后遗症又称慢性盆腔炎，为妇科中常见的慢性疾病之一，会造成生殖系统周围相关组织粘连、增生，影响生育，在中医中属于"妇人腹痛""带下病""痛经""不孕症""月经病"等范畴，表现为下腹部和腰骶部疼痛、白带增多、月经失调、痛经、不孕等，严重影响女性的工作和生活，具有反复发作、病情顽固的特点。

盆腔炎性疾病后遗症多因急性盆腔炎治疗不彻底，或盆腔

炎症的反复发作所致，病程可长达数年。王清任曾提出"顽病从瘀论治"的观点；叶天士亦提出"初病在经，久病入络"。邪气与血相结，留聚于络脉，邪无从出，留而为瘀，故血瘀是其基本病理改变，常兼夹寒、热、湿等其他多种病理因素。本病在急性发作期，以热毒征象明显，但在慢性盆腔炎患者中多呈现寒湿凝滞之象，寒证多而热证少，瘀、湿、寒三者聚结可致盆腔炎迁延难愈，故程玲教授在盆腔炎性疾病后遗症治疗中以活血化瘀通络为基本治疗原则，方选少腹逐瘀汤、血府逐瘀汤、桂枝茯苓丸、当归芍药散等，同时根据患者症状佐以疏肝行气、温经散寒、健脾祛湿等法。盆腔炎性疾病后遗症影响患者日常生活，故常因病致郁，导致肝失疏泄，气机瘀滞，血行不畅，久之气血瘀滞胞宫胞脉，少腹不通则痛，形成恶性循环。程玲教授在治疗中还重视行气调肝、疏通气机，用药常取四逆散加味，并根据盆腔炎疾病病程长、湿邪日久聚集成脓的特点，加用大血藤、败酱草、薏苡仁等性微凉或平之品，以期活血消痈、排脓止痛。

程玲教授临床治疗盆腔炎性疾病后遗症除采用口服中药外，还研究创制出清热化瘀通络基础方，并个性化辨证加减，保留灌肠，局部、整体治疗相结合，使邪无喘息之机，无安身之地，不得不外出也。程玲教授认为，现代女性已不同于古代女性，生活、工作压力巨大，极易耗伤阴血，阴不载阳，阳虚成为常态，有时甚于阴虚。阳气虚衰，失于温煦，阴寒湿阻，是盆腔炎性疾病后遗症的原因之一，在治疗时多途径、综合处理，慎用寒凉之品，中病即止。常用温药扶正驱寒，如乌药入肾经而温阳化气散寒；吴茱萸、小茴香直入肝经而散寒止痛；桂枝温通血脉；生姜、干姜温中驱寒；细辛散风寒而通窍止痛。清热化瘀通络基础方的组成药物包括：三棱、莪术、水蛭、昆布、大血藤、没药、乳香、桂枝、透骨草、皂角刺等。视病情可以加细辛、附子、虎杖、忍冬、王不留行、路路通等。

程玲教授在盆腔炎性疾病后遗症治疗中除了将口服药物与灌肠药物相结合，偶尔也加用热敷及针灸。此外，她还非常注重临床宣教，常嘱患者治疗期间少食或禁食生冷，寒凉瓜果蔬菜尽量日间服用，以免进一步耗损阳气，不利于病情康复；发病治疗期间禁行房事，保持心情舒畅，不要熬夜。慢性盆腔炎应予以及时有效的治疗，并持之以恒，避免再次急性发作或反复发作加重病情，增加治疗难度。

十一、治疗持续性 HPV 感染的临证经验

人乳头瘤病毒（human papilloma virus，HPV）是引起宫颈癌及其癌前病变的主要病因。大多数女性的一生中有80%的概率感染 HPV，其中90%的患者可通过自身免疫系统在1~2年内清除病毒，但有少数病毒难以清除，特别是高危型人乳头瘤病毒（HR－HPV）持续感染，将大大增加宫颈癌前病变或

癌变的概率。早期清除 HPV 感染是阻断病程发展并防止其进展为宫颈癌的关键。

HPV 是一种可通过性接触传播、具有传染性的 DNA 病毒，无包膜，具有严格嗜上皮性，侵入上皮细胞后，在基底层细胞中复制，移向表层包装形成完整的病毒颗粒，再经修饰释放到上皮表面。HPV 可通过皮肤黏膜的微损伤导致鳞状上皮基底层细胞感染。主要的传播途径为密切接触，包括母婴垂直传播、性传播以及通过破损黏膜和皮肤的接触传播，此外还有间接传播。

HPV 感染严重影响女性身心健康及生殖结局。HPV 的感染和自身清除机制与宿主免疫功能的关系目前尚未完全阐明。在 HPV 感染导致宫颈癌前病变甚至 HPV 感染之前对可能的 HPV 感染进行预测，同时对 HPV 感染的高危人群进行及早的干预，对于宫颈癌的早期预防有着十分重要的意义。

中医学对 HPV 病毒及其感染无文献记载，但对"带下病""恶疮""崩漏""瘕聚"等疾病的论述与现代医学对宫颈 HPV 感染症状、体征的描述相似。中医古籍对带下病描述起源于《黄帝内经》。《素问·骨空论》中述："任脉为病……带下瘕聚。"《金匮要略》曰："妇人之病，因虚积冷结气，为诸经水断绝，至有历年，血寒积结胞门，寒伤经络。"《诸病源候论》曰："带下病者，由劳伤血气，损伤冲脉任脉，致令其血与秽液相兼带而下也。"张景岳提出："妇女带下，总由命门不固。"《傅青主女科》曰："夫带下俱为湿证。"也就是说体内脾肾失常、任带失固与外感湿热邪毒损伤共同导致了带下病的发生。宫颈病变多与HPV感染有关，而HPV感染多因早婚、乱交、房事不洁等致正气亏虚，复感湿热淫毒，加之七情内伤，以致冲任气血失调，湿热瘀毒蕴结于胞宫子门而成，属本虚标实，以正虚为本，湿邪、热毒、血瘀为标。湿为本病的基础，瘀为核心，毒为发病的产物，三者相互影响，相互作用。湿日久而致瘀，瘀阻津液运行而加剧湿，湿瘀积聚日久而成毒。湿、瘀、毒三者胶着难分，互为因果，三大潜在病理因素共同聚集于子门成为HPV持续感染的潜在诱因，遇邪引触，则HPV病发，大大增加了罹患宫颈癌的风险。未病先防，祛除潜在诱因成为重中之重，祛湿、化瘀、解毒三大治法的重要性不言而喻。

程玲教授认为本病治宜未病先防：调整生活，改变方式；祛除诱因，防治病发；明确体质，缓而调之。调整生活，改变方式应从起居、饮食、锻炼三个方面着手。即谨守四时，规律作息，顺时养生。《素问·宝命全形论》指出："人以天地之气生，四时之法成。"一年有四季之分，HPV感染的防治重在脾肾两脏，因此在长夏和冬季需格外顾护此两脏。一日有昼夜之分，生理状态下，"平旦人气生，日中而阳气隆，日西而阳气已虚，气门乃闭"，病理状态下，"夫百病者，多以旦慧昼安夕加夜甚"，因此要做到天人合一，同则相益，尤其在现代社会，在工作压力剧增及现代电子设备多样化等众多因素的影响下，更需规律作息。在饮食方面：谨和五味，均衡饮食。若饮食不节或饮食偏嗜，会伤及五脏的正常功能。HPV 易感人群更需注意饮食调护，避免辛辣油腻之物，适当摄入扁豆、绿豆、冬瓜、芦笋等清热利湿化痰之品。加强锻炼，可选择传统功能锻炼，如太极拳、八段锦、易筋经等，也可选用现代运动方式，如普拉提、瑜伽、游泳等，也可以将传统与现代运动方式相结合，找到适宜自己的最佳方式，促进水液代谢，气血运行。

祛除诱因，防止病发。程玲教授认为 HPV 感染乃是湿邪为患，针对其内湿病因，需从脾肾两脏入手，以绝生湿之源。肾脾为先后天之本，肾脾两虚，则先天、后天不足，治疗需以扶正为主，不宜一味使用清热解毒。脾虚则无力运化，津液内停而生湿，女子以肝郁多见，肝木克脾土，下陷亦可成湿，其临床可见面色萎黄，四肢不温，精神倦怠，纳差便溏，舌淡，苔白腻，脉缓弱。程玲教授自拟外用方，由黄芪、党参、土茯苓、地黄、蛇床子、苦参等组成。方中党参补脾益气，养血生津，有增强机体免疫力及抗菌作用。黄芪与土茯苓相使。黄芪补中益气、固表利水、托脓毒和生肌，有雌激素样作用；土茯苓抗菌、解毒除湿、抑制细胞免疫，可增强黄芪的补气利水作用，亦可健脾渗湿。蛇床子配伍苦参，清热燥湿止痒，二药合用有相须之效。地黄清热凉血、补肾、养阴、生津。临床证实生殖系统局部环境改善，可使阴道宫颈黏膜快速修复，HPV

病毒更快清除，有较好疗效。

明确体质，缓而调之。体质是指人类个体在生命过程中，由遗传因素和获得性因素所决定的表现在形态结构、生理机能和心理活动方面综合的相对稳定的特性。每个人体质既禀受于先天，又通过后天获得，因此既具有相对稳定性，又具有动态可变性。体质虽可调，但仍需因人制宜。HPV感染人群以湿为基础，因此以湿热体质和痰湿体质为主的女性，可通过食疗、运动、针灸、中药等诸多方式逐步调节体质，降低疾病的易感性。

程玲教授认为，随着现代医学研究的深入及中医药对HPV感染宫颈后临床治疗的发展，HPV感染的治疗方式越来越多样化，治法也越来越丰富。西医通过接种HPV疫苗，对宫颈癌进行筛查及诊断，可以快速地明确诊断；中医通过辨证论治，去除病因，体质调护可以有效地防治疾病。中西结合，双管齐下，可有效防治宫颈癌。

第三章　方药阐微

一、桂枝茯苓丸方药应用

桂枝茯苓丸，出自《金匮要略·妇人妊娠病脉证并治》，原文指出："妇人宿有癥病，经断未及三月，而得漏下不止，胎动在脐上者，为癥痼害。妊娠六月动者，前三月经水利时，胎也。下血者，后断三月衃也。所以血不止者，其癥不去故也。当下其癥，桂枝茯苓丸主之。"

桂枝茯苓丸组成：桂枝、茯苓、牡丹（去心）、桃仁（去皮尖，熬）芍药各等分。上五味，末之，炼蜜和丸，如兔屎大，每日食前服一丸。不知，加至三丸。桂枝茯苓丸当中桂枝为君药，桃仁、牡丹皮共为臣药，赤芍、茯苓为佐药。诸药合用，共奏活血化瘀、缓消癥块之功。

桂枝：味辛、甘，性温，归膀胱、心、肺经，具有发汗解肌、温通经脉、助阳化气、平冲降逆的作用。本方中桂枝取其活血通脉作用，以行瘀滞。茯苓：味甘、淡，性平，归心、脾、肺、肾经，能利水渗湿、健脾、安神。程玲教授认为癥块的形成，多与气滞、血瘀、湿阻等有关系，尤其以瘀血痰湿互结多见。因此，在方中配伍茯苓，渗湿健脾，以消除痰水；配合祛瘀药，助以消癥，同时通过健脾益胃，强健后天，以扶正气。牡丹皮：味苦、辛，性微寒，归心、肝、肾经，具有清热凉血、活血化瘀之功。在本方中主要取其活血化瘀之功。桃仁：味苦、甘，性平，归心、肝、大肠、肺经，具有活血化瘀、润肠通便、止咳平喘的作用。在本方中主要取其活血化瘀的作用。赤芍：味苦，性微寒，归肝经，具有清热凉血、散瘀止痛的功效。在本方中主要取其散瘀止痛的作用。现代药理学研究证实，活血化瘀药物具有改善子宫－胎盘间的微循环，缓解平滑肌痉挛的作用。

绒毛膜下血肿为妊娠期常见的并发症，主要发生于妊娠早中期，是指绒毛膜板与底蜕膜之间分离导致出血，血液积聚在绒毛膜与底蜕膜之间，在超声检查上表现为宫腔内或者妊娠囊周围的无回声液性暗区。部分患者表现为阴道出血、腹痛等，也有的患者无临床表现，仅在超声检查时发现。程玲教授指出，离经之血属于瘀血，根据辨证论治的治疗原则应当加以活血化瘀。虽然在妊娠期间应用活血化瘀药物存在一定的风险，但《黄帝内经》云"有故无殒，亦无殒也"，因此当妊娠确有瘀血之时是可以酌情应用活血化瘀药物的，故给予具有活血化瘀、缓消癥块作用的桂枝茯苓丸促进绒毛膜下血肿的吸收，联合地屈孕酮片抑制宫缩，起到治病与安胎并举的双重作用，中西医结合在临床应用过程中具有安全性高、疗效确切的特点。当然在应用的过程中，也有一些注意事项，在用药时，应从小剂量开始，如若效果不好，再缓缓加之。妊娠期属于特殊生理阶段，程玲教授本着"用药轻缓、中病即止"的原则，指导临床患者用药剂量从每次规定剂量的1/3开始服用，服用次数不变，连续服用7天为1个疗程，其间行超声监测，根据绒毛膜下血肿消失情况，酌情延长服药时间，直至绒毛膜下血肿全部消失。

现代医家根据辨证论治的思想，在紧紧抓住内藏积瘀这个病机的基础上，将桂枝茯苓丸广泛地应用于痛经、子宫腺肌症等多种妇科疾病当中。程玲教授将桂枝茯苓丸联合地屈孕酮片应用于妊娠绒毛膜下血肿，且经临床检验优于单纯使用孕激素，在一定程度上弥补了其他治疗方法的不足，临床疗效确切，值得推广。

二、炙甘草汤方药应用

炙甘草汤首见于东汉张仲景《伤寒论》中，其"辨太阳病脉证并治下"云："伤寒，脉结代，心动悸，炙甘草汤主之。"后世医家对经方炙甘草汤进行继承与发展，将之广泛应用于现代临床各科疾病。

炙甘草汤，又名复脉汤。为补益剂，具有益气滋阴、通阳复脉之功效。方中炙甘草和生地黄共为君药，其中炙甘草健脾补气，复脉益心，生地黄滋阴补血，充脉养心，合用益气养血以复脉。配伍臣药大枣、人参、阿胶、麦冬、麻子仁以补气，养血，滋阴，益心。又佐以桂枝、生姜来温心阳，通血脉。诸药合用，能滋而不腻，温而不燥，达到益气滋阴、通阳复脉的目的。临床常用于治疗各种疾病伴有心悸、气短、脉结代等属阴血不足、阳气虚弱者。

程玲教授将炙甘草汤运用于绝经前后诸证的治疗。绝经前后诸证的病机与炙甘草汤证相似，都是阴血不足，心脉失养。绝经前后诸证又称为围绝经期综合征，是由于卵巢功能减退，体内雌激素水平下降导致的一系列自主神经功能紊乱伴有神经心理症状的综合征，多发生于 40～60 岁，临床症状多样，如月经变化、面色潮红、烘热汗出、心悸、失眠、抑郁、多虑、情绪不稳定等，是影响女性生活质量的原因之一。雌孕激素替代疗法是目前临床最常采用的治疗手段，该法能有效并快速地缓解低雌激素导致的一系列躯体不适，但部分患者由于种种原因不能使用或依从性较差，越来越多的女性趋向于寻求一种更加安全有效的治疗方法。

程玲教授认为中医药治疗绝经前后诸证有较好疗效。《黄帝内经》云："女子七七，任脉虚，太冲脉衰少，天癸竭，地道不通"。中医认为绝经前后诸证是妇女在绝经前后，肾虚精亏，冲任气血不足，天癸渐绝，脏腑气血功能失调，阴阳失衡，进而出现的一系列脏腑功能紊乱的证候。临床发现，许多围绝经期患者可见心烦、心悸、失眠等症，此类患者用炙甘草汤加减治疗，可取得较好疗效。

三、温经汤方药应用

温经汤最早见于张仲景的《金匮要略·妇人杂病脉证并治》，原方主治"妇人年五十所，病下利数十日不止""曾经半产，瘀血在少腹不去"，妇人七七任脉虚、太冲脉衰，冲任虚损，气血不畅，瘀血内留，证属冲任虚寒夹瘀。其病机主要包括寒（冲任虚寒）、热（瘀热虚热）、虚（阴血不足）、瘀（瘀血阻滞）四个方面，以寒瘀为主。

温经汤方由吴茱萸、当归、川芎、芍药、人参、桂枝、阿胶、牡丹皮、生姜、甘草、半夏、麦门冬组成。方中吴茱萸与桂枝为主药。吴茱萸辛苦性热，功用为散寒止痛、开郁化滞，常用于寒凝气滞于肝经引起的病证。桂枝味辛性温，功用为温经通脉、通阳行血。二者配伍，其温经散寒、行气活血作用明显加强。

程玲教授临床上常用肉桂易桂枝，肉桂味辛、甘，性大热，补火助阳，以补命门之火、增强暖宫之效，散寒止痛，活血通经，其与吴茱萸同用则温经散寒之力更强。半夏辛、温，有毒，功用消痞散结，和胃健脾，除湿化痰，善治痰湿引起的脘腹胀满、恶心欲呕等症状，程玲教授临床多用清半夏；生姜味辛性微温，具有温中散寒，降逆止呕作用。半夏与生姜合用则消痞散结、消胀除满、和胃降逆作用明显增强。当归味甘、辛，性温，补血活血，调经止痛；芍药分白芍、赤芍，白芍味苦、酸，性微寒，养血调经、柔肝止痛，赤芍味苦，性微寒，清热凉血，散瘀止痛，程玲教授或将二药合用，或根据患者情况辨证加减选择；川芎辛、温，行气开郁、活血止痛。当归与川芎、芍药三者配伍是妇人补血养血、活血止痛的灵丹妙药。阿胶味甘，性平，补血滋阴止血；麦冬味甘、微苦，性微寒，养阴益胃生津；牡丹皮味苦、辛，性微寒，清热凉血，活血化瘀。三药合用，其滋阴养血、凉血散瘀的作用明显增强。程玲教授临床多用党参代人参，党参味甘、性平，健脾益肺，养血生津；炙甘草味甘、性温，通经脉，利血气，补三焦元气，养血补血，与党参配伍健脾益气。

该方温中寓养、温中寓通，功在温养，使血得温则行，血行则瘀自散，经自调，故名温经汤。温经汤全方寒热虚实并用，既能活血化瘀，使寒邪和瘀血消除，又能健脾补血，使气血充足，暖宫散寒止痛。妇人经、带、胎、产多耗气伤血，气血亏虚则运行不畅，久则生瘀，故妇人疾病多表现为虚瘀并存，程玲教授多用温经汤治疗月经不调、痛经、腹痛、经行头痛等，尤其在治疗子宫内膜异位症、子宫腺肌症等疾病导致的痛经或原发性痛经方面效果甚佳，患者多表现为经来痛甚，需服用止痛药，经期大量血块或膜样物脱落，下腹凉，可伴有经期腹泻或痛引腰骶，甚至恶心呕吐。此由寒凝胞宫、经脉，气血瘀阻导致，治以温经散寒、化瘀止痛为主，在温经散寒的基础上，随症加减用药。若经来痛甚者，可加制乳香、制没药、延胡索活血行气，化瘀止痛；若经来伴有结块，可加蒲黄、五灵脂活血化瘀；若小腹冰冷者，加小茴香、干姜温中散寒止痛；若脘腹胀满，两胁胀痛者，可加枳壳、郁金、川楝子疏肝解郁；若腰膝酸软者，可加杜仲、牛膝强壮腰骨。程玲教授不仅在临床治疗中重视固护患者阳气，同时也注重健康宣教，强调护阳的重要性，反对贪凉饮冷，注重保暖。

四、宫外孕口服方方药应用

宫外孕口服方是程玲教授在桂枝茯苓丸基础上化裁而成的。桂枝茯苓丸是活血化瘀、消癥散积的名方，由桂枝、茯苓、牡丹皮、桃仁、芍药等药物组成，本方原用于妇人素有癥块、胎漏、胎动不安等症，现已广泛运用于子宫内膜炎、月经不调、子宫肌瘤、不孕症、异位妊娠等多种妇科疾病中。

异位妊娠的中医治疗可分为两期。早期治疗，采用中药杀胚，常用方剂宫外孕Ⅱ号方（丹参、赤芍、桃仁、三棱、莪术），程玲教授在此基础上，常加用天花粉、蜈蚣、失笑散，意在活血化瘀，理气止痛，重点加强消瘀杀胚之力。后期治疗，胚胎死后，采用活血化瘀、软坚散结之法善后。程玲教授以经方《金匮要略》桂枝茯苓丸为基础加减而创制宫外孕口服方，治疗未破裂型异位妊娠10余年，收效颇丰。处方药物：桂枝、茯苓、桃仁、牡丹皮、赤芍、三棱、莪术、天花粉、紫草、穿心莲、五灵脂、乳香、没药等。

方中紫草、天花粉、穿心莲清热活血杀胚；牡丹皮、赤芍、桃仁活血化瘀，三棱、莪术消癥散结，乳香、没药、五灵脂活血化瘀通络，黄芪、党参健脾益气，桂枝温阳通络，起反佐的作用，避免方中诸药过于寒凉。全方共奏活血化瘀、消癥杀胚之功效，可有效减小或消除异位妊娠之包块，降低血HCG。现代药理研究证实，天花粉蛋白作用于胎盘合体滋养层，催化细胞内核糖体失活，抑制细胞内蛋白质合成，阻断胎盘循环，使胎盘功能丧失，导致细胞死亡，合体滋养层细胞变性、坏死，使胚胎或胎儿死亡而发生流产。紫草含有乙酰紫草醇、紫草醇等，有一定的抑制滋养细胞生长和分化的作用，并对溶血小板激活因子乙酰转移酶有抑制作用，具有明显的止血抗炎和调节免疫作用。诸药合用以活血祛瘀，消癥杀胚，降低绒毛活性，促进盆腹腔内血肿包块的分解与吸收。

程玲教授认为异位妊娠的主要发病机制是"少腹血瘀"，孕卵这一有形之物阻于胞脉，又可加重气血瘀滞，日久形成癥瘕。孕卵在输卵管内发育，以致胀破脉络，使阴血内溢于少腹，发生血瘀、血虚、厥脱等一系列证候。所以少腹血瘀是本病的病机关键。治疗当以活血化瘀、消肿散结为法。主要用活血化瘀类中药如丹参、三棱、莪术调动巨噬细胞的吞噬功能作用，杀死胚胎，使孕囊周围机化的瘀血块及胚胎组织变软，促进包块吸收。

宫外孕口服方能够有效改善临床症状，最大程度保留患者的生育功能，增加患者未来成功受孕的概率，对宫外孕患者的治疗和调养有重大意义。

五、生化汤方药应用

生化汤被称为"妇科良方"，因其具有良好的治疗效果，被广泛应用于妇产科疾病。《类经·四时阴阳外内之应》曰："化，生化也。有生化而后有万物，有万物而后有终始。凡自无而有，自有而无，总称曰化。"《世补斋文集》记载："天曰大生，亦曰大化。生化汤所由名也。"《产宝新书》曰："产后气血暴虚，理当大补，但恶露未尽，用补恐致滞血，唯生化汤行中有补，能生又能化，真万全之剂也。"除了《傅青主女科》，许多古籍都有关于生化汤的记载，例如《景岳全书》《灵验良方汇编》《女科秘要》《胎产心法》等。现代大多数医家提到的生化汤来自《傅青主女科》，一是中医教材《方剂学》（如：谢鸣主编的"十一五"国家规划教材《方剂学》等）将生化汤归自《傅青主女科》；二是《傅青主女科》中生化汤临床应用广泛。

《傅青主女科》中生化汤组成为：当归八钱，川芎三钱，桃仁十四粒，黑姜五分，炙草五分，黄酒、童便各半，煎服。目前已知的《傅青主女科》最早的版本为1827年，《傅青主女科》的生化汤相比《景岳全书·妇人规》中记载的钱氏生化汤仅去掉熟地一味，药量上有所增减，煎煮方法上加了黄酒、童便。《景岳全书》成书于 1624 年，远远早于《傅青主女科》。故程玲教授认为生化汤目前已知的最早文字记载来自《景岳全书》，经过历代医家的传承与发展，至傅青主时期，生化汤的临床应用更加广泛。

生化汤具有养血祛瘀、温经止血的功效，主治因血虚寒凝、瘀血阻滞所致证候。方中当归为君药，用量亦最大，为八钱（24 克），可补血活血，化瘀生新，使补中有动，行中有补，动静结合，补而不滞。川芎三钱（9 克）为臣，活血祛瘀、行气止痛，两者同为血中之气药，合用可补血活血兼以行气，又可佐桃仁、炮姜而化瘀。桃仁十四粒（相当于 6 克左右）活血祛瘀，与川芎、炮姜合用是补中寓通。黑姜即为炮姜，炮姜味辛、苦，大热，归脾、胃经。黄酒温通血脉。以上三药共为佐药。炙甘草为使，和中缓急，调和诸药。纵观全方补中寓通，通中寓塞，生新于化瘀之中，使瘀血化新血生。《女科秘要》曰："夫生化汤因药性功用而立名也。夫产后血块当消，新血宜生。若专消则新血不宁，专生则旧血反滞。考药性芎、归、桃仁三品善破恶血，骤生新血，佐以炙黑干姜、甘草引三品入肺肝，生血理气，五味共方，则行中有补，化中有生，实产后之要药也。故名生化汤。"

程玲教授临床中常应用生化汤治疗产后病，取其养血祛瘀、温经止血之功效，但是程玲教授认为，生化汤的组方巧妙之处不在于活血化瘀，主要是在活血化瘀这一动态中给予扶正治疗，符合产后女性多虚多瘀的生理特点。程玲教授认为，生化汤，乃扶正之生化，"化"为化瘀除陈，实乃是化"生"精血之意。产后气血大虚，固当培补，然有败血不祛则新血亦无由而生，又不可不以祛瘀为首务也。生化汤方中当归养血，甘草补中，川芎理血中之气，桃仁行血中之瘀，炮姜色黑入营，助归、草以生新，佐芎、桃而代旧。《黄帝内经》云："饮入于胃，游溢精气，上输于脾，脾气散精，上归于肺，通调水道，下输膀胱，水精四布，五经并行。"产后多虚多瘀，必然会影响脾胃之升降功能，生化汤取川芎助脾胃升清，取当归及桃仁助脾胃降浊，脾胃之功能恢复，气血化生有源，可以补产后之虚，可以行产后之瘀滞，生化汤组方极为巧妙。

生化汤治疗产后病，是针对产后特殊的病因病机所设立。产后腹痛、产后恶露、产后血晕、产后发热、产后大便不通、产后外感等，都是在产后气血亏虚兼血瘀的基础上导致的外感或内伤疾病，适合在生化汤的基础上加减治疗，"产后诸症，俱以生化汤为君，余症不过随症加减"。然而治疗产后病还要特别注意，生化汤虽治疗产后病应用广泛，但素体阴虚之人不宜使用，产后不可盲目使用生化汤。

六、固经丸方药应用

固经丸之组方最早见于朱震亨所著《丹溪心法·卷五》，但仅有方药，未列方名。明代医家李梴所著《医学入门·妇人门》载有固经丸之名。因《丹溪心法》中已有此方药的记载，故其出处当首推该书。朱震亨云该方"治经水过多"。李梴在《经候》篇中云"……有月事频数者，四物汤倍芍药，加黄芩；有经行不止者，四物汤加地榆、阿胶、荆芥，热者倍黄芩，或吞固经丸"，在《崩漏》篇又云"……因膏粱浓味，以致脾湿下注于肾，与相火合为湿热，迫经下漏，其色紫黑腐臭，宜解毒四物汤……固经丸"。陈自明《妇人大全良方》中也载有一固经丸方，但其药物组成及功效与本方迥然不同，不可误此为彼。《方剂学》也明确固经丸功效是滋阴清热、固经止血，主治阴虚血热崩漏证，症见月经过期不止，或下血量多，血色深红，或紫黑黏稠，手足心热，腰膝酸软，舌红，脉弦数者。由此可以看出，该方乃治疗妇科月经过多及崩漏的代表方之一。

固经丸组成：黄芩、白芍、龟甲各一两，椿根皮七钱，黄柏三钱，香附二钱半。用法：为末，酒糊丸梧子大，每服五十丸，酒下（现代用法：每日 1~2 次，每次 9 g，开水送服，或按原方比例酌定，水煎服）。功效：滋阴清热，固经止血。临床适用于阴虚血热之病证。方中重用龟甲滋阴潜阳，清热降火，调固冲任；白芍酸敛柔阴，养血清热，缓急止痛，使阴血得以内守，二者共为君药。黄芩、黄柏均为苦寒泄热之品，其中黄芩清热止血，善治一切血热妄行之症，黄柏味苦坚阴，主清下焦之热而保肾阴，二者共为臣药。椿根皮凉血收涩，燥湿清热，能固冲任，而为佐药。妙在一味香附，疏肝理气调经，以防经血之寒凉涩敛太过形成留瘀之弊，《成方便读》曰："用香附者，以顺其气，气顺则血亦顺耳。"诸药合用，使阴虚得养，火热得清，肝郁得舒。

现代药理研究发现，固经丸具有抗菌抗炎、促凝血、止痛、镇静等作用。临床可运用于治疗血热型月经过多、崩漏、经间期出血等病证；产后血露不绝偏多者，伴见烦热口渴、大便艰、小便黄、头昏晕、腰酸等症状者，均取得良好效果。

程玲教授临床常选用固经丸治疗崩漏，《素问·阴阳别论》曰："阴虚阳搏，谓之崩。"崩者，经血非时而下，量多如山崩，故谓之崩，是一种出血多、来势急的病证；漏者，经血非时而下，量少淋漓不净，故谓之漏，是一种出血很少、来势很缓的病证。两者都是非经期出血，且崩之久者可转为漏，漏之甚者可转为崩，崩漏相关，是一种女性较为常见的出血病证，简称为异常子宫出血（abnormal uterine bleeding，AUB）。本病证大多发生于青春期和围绝经期。程玲教授认为固经丸临床用于治疗崩漏，症见月经先期，出血量多，或淋漓日久、过期不止，血色鲜红或色紫有块，手足心热，腰酸膝软，舌红，脉弦数等。固经丸所治之崩漏为血热所致，故经血其色本应鲜红，若色紫有块，则是热邪炼灼阴液所致，临证要注意进行辨证，若血寒者，寒则血凝，经血亦往往紫而夹块而量少；若为气滞者，经血见色紫成块，因气滞不通，必兼腹痛；而固经丸所治之血热者一般腹不痛，或痛亦不甚，临床需谨慎加以鉴别。程玲教授在具体临床应用时常随症加减，如出血量多者，加生龙骨、生牡蛎、地榆炭、乌贼骨等；热不甚者去黄柏，酌加二至丸（女贞子、墨旱莲）、沙参等以滋阴清热；小腹刺痛、块下痛减者，酌加失笑散（五灵脂、炒蒲黄）。

七、当归芍药散方药应用

当归芍药散原方出自东汉著名医家张仲景所著《金匮要略》。全书共有 2 处提及本方，一是《妇人妊娠病脉证并治》"妇人怀妊，腹中疞痛，当归芍药散主之"；二是《妇人杂病脉证并治》"妇人腹中诸疾痛，当归芍药散主之"。条文中所指之腹痛，均以肝郁血滞、脾虚湿聚致肝脾不和为病机。

继仲景后历代医家均沿用当归芍药散治疗妊娠腹痛。除此之外，还有《严氏济生方》《太平惠民和剂局方》《女科证治准绳》《三因极一病证方论》《女科百问》记载本方可用于妊娠心下急满、下痢、气血亏虚晕厥；《陈素庵妇科补解》记录本方加味可治疗胎动不安；《奇正方》论述本方可用于妊娠小便不利，肢体肿胀，或微肿，或胀急；《先哲医话》记载了本方可治疗子嗽；《证治摘要》记载本方除可治疗妊娠腹痛外，还可用于治疗带下异常。

本方为治疗妇人肝脾失调、血滞湿阻证的常用方。程玲教授临床应用以妊娠腹痛绵绵、月经量少、性情急躁、纳呆食少、舌淡苔白腻、脉弦细为辨证要点。当归芍药散，书中原方如下：当归三两、芍药一斤、茯苓四两、白术四两、泽泻半斤、川芎三两。上六味，杵为散，取方寸匕，酒和，日三服。经方药少而精，立法严谨，凡肝脾不和、血瘀水停者皆宜之。方以当归、芍药养血为君，川芎畅其瘀滞之血气，功专养血疏肝、活络止痛为臣。白术、茯苓扶脾益气，泽泻泄其有余之蓄水，养血调肝中兼有活血化瘀之效，化湿利水中兼有健脾益气之功，共为佐使。全方具有调肝健脾、止痛安胎之效。

程玲教授常说："女子以肝为本，以血为用。"故妇科临证中重温养脏腑，调理气血，多以当归芍药散为基础方化裁治疗妇人腹痛。由肝气郁结引起的气血凝滞，或肝气不舒造成的脾气虚弱，脾失健运，形成水湿运行不畅等病证，都是当归芍药散的适应证。运用其方随证加减化裁，能通治妇科诸证。程玲教授经常将本方用于妊娠腹痛、痛经、盆腔炎、子宫肌瘤、子宫肌腺症、经前期紧张综合征、更年期综合征等属肝脾失调、气血郁滞湿阻者。

程玲教授认为盆腔炎患者表现为下腹痛，或有带下异常，正取当归芍药散治少腹疼痛之功。腹中疼痛，正当归、白芍、川芎所主治，佐以白术、茯苓、泽泻，则开郁利湿、疏肝调气之功更著。在治疗盆腔炎患者时，常重用赤芍、白芍以敛肝止痛，加大血藤、败酱草，以强化清热利湿治带下作用，药病相当，炎症消而疼痛止，故取效甚速。

痛经患者，亦表现为经期少腹痛。多因肝郁气滞，阻于冲任、胞宫而作痛，血不循经，滞于胞宫，日久成瘀，阻碍气机，气滞与血瘀互结，导致经水不利而腹痛发作。临床上程玲教授对于合并肝气夹冲气犯胃，痛而恶心呕吐者，加吴茱萸、半夏和胃降逆；气滞甚者，加延胡索、莪术、香附增强原方活血化瘀之效。且白芍、当归、川芎三药养血活血，气血充沛，子宫、冲任复其濡养，自无疼痛之患。

妊娠腹痛，正合当归芍药散的主治范围，妊娠腹痛绵绵，病机多为胞脉阻滞或失养，气血运行不畅，不荣则痛或不通则痛。方以归芍养血，苓术益脾，泽泄水湿，芎畅血气，正气充则气血畅，腹痛止。妊娠腹痛止而胎安，为防损及胎元，另可加入阿胶、桑寄生、黄芩、续断养血益肾、清热安胎。

当归芍药散自东汉使用至今，其安全性、有效性已得到历代医家的充分验证。当归芍药散还可用于肾虚肝郁型早发性卵巢功能不全、多囊卵巢综合征、子宫腺肌病、妊娠期子宫肌瘤红色变性、脾肾两虚型月经淋漓不尽、肝郁痰凝型乳腺增生伴溢液、子宫内膜异位症合并不孕、血瘀型胎漏胎动不安。程玲教授在沿用经方的基础上加以创新改进，遵古而不泥古，在中医理论的指导下通过现代研究手段探索经方临床应用新领域，为该方的进一步研究提供参考。

八、清肝止淋汤方药应用

清肝止淋汤方最早见于明末清初著名医家傅青主的《傅青主女科》，原方主治"妇人有带下而色红者，似血非血，淋沥不断，所谓赤带也。夫赤带亦湿病，湿是土之气，宜见黄白之色，今不见黄白而见赤者，火热故也…… 其实血与湿不能两分，世人以赤带属之心火误矣。治法须清肝火而扶脾气，则庶几可愈，方用清肝止淋汤"。其药物组成为白芍、当归、生地黄、阿胶、牡丹皮、黄柏、牛膝、香附、红枣、黑豆。

清肝止淋汤中君药为白芍、当归，皆重用至一两。白芍苦酸微寒，入肝脾血分，经醋炒引入阴分，更加强其敛阴作用；当归辛甘温，和血散寒，气味俱厚，经酒洗引入阳分，与白芍相伍，一走一守，动静相制。阿胶甘平，补血养血，与白芍、当归共奏补血养血之功；生地黄甘寒，凉血和营；牡丹皮、黄柏凉血清热泻火，共为臣药。牛膝引火下行；香附味辛苦微甘，乃血中气药，能散、能降、能和，疏肝调经，肝木条达，脾土则正常运化，不受抑制。舍白术、山药不用，而取红枣、黑豆益脾和营。此二味一果一谷，一脾一肾，一甘温一甘寒，相伍为用，正宜于血亏火旺脾虚之体，血证中用之确有良功。以上共为佐使药。此方以补养肝血之药居多，而稍佐以燥湿及清肝火之品，诸药同用，使血旺而火自抑，火退则赤带自愈。

清肝止淋汤原方主治赤带，见带下色红或红白相间，似血非血，淋漓不断。分析赤带下之病因，即妇人情志不调所致肝郁火炽、脾不化湿。妇人忧思伤脾，而郁怒伤肝，导致肝郁火炽，进而传其所胜，以致脾土受侮。肝热而不藏血，则血渗于带脉之间，脾不运化，湿热之气亦蕴于带脉之间，且脾气升提之力弱，故血及湿热随气下陷，以成似血非血之象。总结其病机，即为肝热不藏血，脾伤不化湿，导致血与湿皆随气陷。清肝止淋汤为傅山治疗赤带所设，主要病机为肝血不足、脾虚湿热，因肝阴血虚，虚火内生，热扰冲任或带脉，迫血妄行，可引起妇科血证。

程玲教授临证中抓住肝血不足这个关键点，认为治疗中既要注意血与湿是整体，即补脾气使血与湿不降；又要区分个体，即清肝以摄血，同时予以燥湿；更要分清主次，即补养肝血为主，燥湿为次，其由有二：一者，肝血得补，则足以制火；二者，发为赤带说明湿亦化为血而与血同下也，故治血则湿除。多应用此方于妇产科各种出血证，如重度宫颈炎症，宫颈息肉，宫颈接触性出血，子宫内膜息肉和排卵期出血等。并根据情况随症加减，如患者带下色赤如血，量多者，可加荆芥穗、地榆等引血归经而止赤带；接触性出血，白带中常有血丝者，可加山药、黄柏、茯苓、荆芥穗等补脾肾，泻阴火，止赤带；低热，手脚心热者，可加知母、地骨皮、炒栀子等滋阴清热除烦；心烦，睡眠不安者，可加炒酸枣仁、茯神、远志等安神养心。在现有临床治疗病证上进一步探索，更有利于发挥其价值。

九、内托散方药应用

消、托、补是中医外科内治法三大总则，具有鲜明的学科特点，其中托法又为外科所独有。内托之法，是疮疡中期的基本治疗大法。明朝王肯堂所著《证治准绳·疡医》内托卷中指出，"气血既虚，兼以六淫之邪而变生诸证，必用内托，令其毒热出于肌表，则可愈也。凡内托之药，以补药为主，活血祛邪之药佐之。或以芳香之药行其郁滞，或加温热之药郁其风寒"。清代吴谦所著《医宗金鉴》，卷五十六中记载，内托散主治痘疹见点，无热，虚而兼寒，其证见"痘至行浆时，头面周身，外虽胀而内实无浆，名曰空壳……如根色淡白者，此血虚不能化毒成浆也，宜千金内托散"。《喉科紫珍集》用该方治疗喉蛾、喉痛、舌痛，五日后，有脓成之势，不宜再进退火之药者。著名清代外科著作《外科证治全书》卷五中亦有内托散用于痈毒内虚，毒不起化，或腐溃不能收敛，及恶寒发热者的治疗。

内托散药物组成为：人参、黄芪、防风、厚朴、当归、川芎、白芍、白芷、肉桂、桔梗、甘草（一方有金银花）。方中人参、黄芪健脾益气为君，当归、川芎、白芍养血活血，共为臣药，厚朴、桔梗调壅实以归于和；防风、白芷、肉桂引诸药自内以托于外；桔梗、金银花解毒消壅，甘草调和诸药。

程玲教授认为，内托散是治疗疮疡的经典方，辨证得当，临证加减，用于促进手术后患者伤口的愈合，亦疗效显著。术后伤口愈合是一个动态而复杂的生物学过程，可见止血、炎症、增殖、重塑四者同时存在。影响术后伤口愈合不良的影响因素很多，有研究分析表明，患者的年龄、抗生素使用情况、基础疾病、手术时间、手术性质、手术切口分类都与伤口愈合存在明确相关性。内托散以补为主、以托为次。用补益气血之品扶助正气以托毒外出。正如《外科精义》所载："脓未成者，使脓早成；脓已溃者，使新肉早生；气血虚者，托里补之；阴阳不和，托里调之。"扶正重在补后天之本，脾胃之本坚固则气血生化有源，正气足则鼓邪外出有力，气血充盛则皮肤肌肉得以濡养。原方中多用白芍，以白芍善能养血益阴、敛肝和营，赤芍用以清热凉血、行血破瘀，故该方用白芍取其补血气以溃腐，但程玲教授认为在毒邪稍偏盛时可采用赤芍以凉血活血破瘀，二者也能同时加入以增强补血活血之效。如前庭大腺脓肿、外阴溃疡，以及延迟愈合的手术切口均可以内托散治之，临床上程玲教授常采用该方以促进各类创面愈合，常以赤芍代替白芍，以增其凉血化瘀之功。对于妇科术后发热患者，程玲常以此方合并小柴胡汤加减治之，其对于术后退热、促进创面复旧愈合有较好的临床疗效。

十、血府逐瘀汤方药应用

血府逐瘀汤是清代医家王清任所著《医林改错》一书中

著名的五逐瘀汤之一，原文："血府逐瘀汤，治胸中血府血瘀之症。"其在妇科疾病中的引申应用是一个亮点。从女性的生理特性和病理特点分析，《圣济总录·妇人血气门·血气统论》曰："妇人纯阴，以血为本，以气为用，在上为乳饮，在下为月事，养之得道，则荣卫流行而不乖，调之失理，则气血愆期而不应，卫生之经，不可不察。"清代《古方汇精·妇科门》云"妇人之症，总以调和气血为主，气血调，经脉和，腠理固，病以何生"；"夫人之生，以气为本"，可见调气血是治疗妇科疾病的重要法则。人身气血贵在"经脉流行不止，环周不休"（《素问·举痛论》），一旦气血运行失调，出现血行不畅或血行瘀滞，均能形成瘀血。瘀血的形成，又会导致机体阴阳气血失衡，就会萌生百病，且贯穿于疾病发生发展的始终。

血府逐瘀汤由桃红四物汤合四逆散加桔梗、牛膝组成，具有活血化瘀、理气止痛的功能，是行气活血代表方剂。方中桃仁破血行滞而润燥，红花活血祛瘀以止痛，共为君药。赤芍、川芎助君药活血祛瘀；牛膝活血通经，祛瘀止痛，引血下行，强壮筋骨。三药共为臣药。生地黄、当归养血益阴，清热活血；桔梗、枳壳，一升一降，宽胸行气；柴胡疏肝解郁，升达清阳，与桔梗、枳壳同用，尤善理气行滞，使气行则血行。桔梗并能载药上行，甘草调和诸药。各药协同，使气机畅行，瘀血得化，各周身组织器官血供充足，上述血府瘀血证即可得到缓解。全方配伍严谨，祛瘀而不伤血，解郁而不伤气，使血活瘀化气行，实为治疗由气滞血瘀所致妇科疾病的良方。

程玲教授多年来将此方广泛应用于痛经、闭经、不寐、慢性盆腔炎、绝经前后诸证等各种妇科疾病中。程玲教授认为痛经的病因病机多种多样，但气滞血瘀、寒凝胞宫为其根本。血瘀内停而致气血不和、经络不通故出现经行腹痛，治宜活血化瘀，行气通络止痛，使"气行则血行"，故临床喜用此方。现代药理研究表明活血化瘀药物能改善细胞变形能力，改善血液流变，增强人体下丘脑－垂体－肾上腺皮质轴调节功能，纠正微循环障碍，从而达到治疗痛经的目的。

程玲教授认为盆腔炎性疾病后遗症的病理改变涉及炎性渗出、充血、瘀血、纤维组织增生和瘢痕粘连等。该病多由经行、产后胞脉空虚，加之摄生不慎，湿热邪毒乘虚内侵，邪正交争，搏击成瘀，瘀滞胞宫胞脉，以致经络闭阻而发病，故血瘀气滞是发病病机，程玲教授运用血府逐瘀汤治疗该病，重在消散盆腔瘀血，松解瘢痕粘连，可有效改善盆腔血液循环，促进粘连松解、吸收。

程玲教授在临床中治疗绝经前后诸证时，在滋补肝肾的同时亦发现本病患者常有面色黧黑、口唇青紫等血瘀症状。程玲教授认为随着年龄增长，机体日渐衰退，气血微，经气衰，血行不利而致瘀；情志不畅，肝郁气滞，气滞血瘀。而血府逐瘀汤具有改善微循环作用，在临床应用中对绝经前后诸证的治疗具有独到之处。

第四章 医案精选

第一节 月经病

一、治疗月经先期验案一则

陶某，女，41岁。

首诊： 2023年2月2日。

主诉：月经先期半年。现病史：平素月经规律，周期28～30天，经期7天，近半年月经提前8～10天，量较前减少，持续5天左右，色暗红，有血块，伴经行腹痛腰酸，末次月经为2023年1月22日，腰酸，少气懒言，食纳少，眠少，工作压力较大。既往体健，否认药物过敏史。已婚，G1P1（孕1产1，下同此），顺产1次，工具避孕。舌淡，苔薄白，脉沉细涩。妇科检查：未见异常。辅助检查：女性性激素六项（经期第2天早晨）示，孕酮（P）0.27 ng/ml，雌二醇（E_2）57.40 pg/ml，睾酮（T）0.44 nmol/L，黄体生成素（LH）5.32 mIU/ml，促卵泡生成素（FSH）7.33 mIU/ml，催乳素（PRL）22.90 ng/ml；抗缪勒管激素（AMH）1.35 ng/ml；血

常规未见异常；超声提示，子宫内膜厚 0.6 cm，双卵巢
（−）。

中医诊断：月经先期（脾肾两虚证）。

中医治则：补肾健脾。

处方：

杜仲 15 g	枸杞子 15 g	熟地黄 30 g
山药 20 g	酒萸肉 15 g	茯苓 15 g
当归 15 g	菟丝子 15 g	黄芪 15 g

14 剂，每日 1 剂，水煎煮，早晚分服。

二诊：2023 年 2 月 28 日。

末次月经为 2023 年 2 月 18 日，持续 5 天，量尚正常，有血块，腰酸较前好转，不欲饮食，眠少，熬夜，每日睡眠约 5 小时。舌淡暗，苔薄，脉沉细。此诊患者症状有所缓解，气虚之证仍在。脾为后天之本、气血生化之源，故加大补脾益气之品，予补中益气汤加减。

处方：

党参 15 g	黄芪 15 g	当归 15 g
陈皮 6 g	柴胡 10 g	白术 15 g
菟丝子 15 g	杜仲 15 g	酒萸肉 10 g
茯苓 20 g	炙甘草 6 g	

14 剂，每日 1 剂，水煎煮，早晚分服。

3 个月后随访，月经周期正常，饮食好转。

按语：《景岳全书》指出"若脉证无火而经早不及期者，乃其心脾气虚，不能固摄而然"，故本病的病因主要是气虚及血热。而此患者无血热之象，主要为气虚统摄无权，冲任不固造成月经先期，究其舌脉，属脾肾两虚。首诊时患者诉腰酸明显，腰府失荣，筋骨不坚，以致腰膝酸软。故治法以补益肾气为主，方中菟丝子补肾益精，熟地黄养血益精，酒萸肉涩精固肾，并以山药、茯苓健脾益气，黄芪、当归养血益气，杜仲、枸杞子补肝肾、强筋骨。二诊之时，肾气好转，但因患者不欲饮食，脾无化生之源，故治以补脾益气，摄血调经，兼以补益肾气。方中以党参、黄芪益气为君；白术、茯苓、甘草健脾补中为臣；当归补血，陈皮理气，柴胡升阳，并继以菟丝子、杜仲、酒萸肉补肾益精，共为佐使。

程玲教授指出，月经先期临床上多可见多脏同病或气血同病之病机，若伴有经血增多，可变生气虚、阴虚、气阴两虚或气虚血热等证。若周期提前，经量过多、经期延长并见，有发展为崩漏之虞；月经周期屡屡提前，证属肾气虚者，若不加调治也有致天癸早竭之嫌，故临床上需要积极治疗。此外，适寒温、调情志、慎劳逸、禁房事、保清洁的月经期护理对防病于未然颇有意义。

二、治疗月经后期验案二则

验案一

王某，女，17岁。

首诊：2022年1月29日。

主诉：月经紊乱5年。现病史：患者12岁月经初潮，平素月经周期为3~12个月，经期7~20天，经血量中等，色淡红，经期腰酸，末次月经2021年12月11日，精神欠佳，神疲乏力，腰膝酸软，手足心热，近期汗多，喜食辛辣，睡眠欠佳，大便2~3日一行，晨起小便黄，体态偏胖，身高160 cm，体重80 kg，面部痤疮，唇周毛发偏重。既往有胰岛素抵抗病史。否认性生活史。舌暗苔薄白，脉细滑。辅助检查：内分泌六项示，P < 0.05 ng/ml，FSH 5.9 mIU/ml，T 1.12 nmol/L，PRL 7.37 ng/ml，E_2 29.1 pg/ml，LH 12.56 mIU/ml。血常规未见异常。盆腔彩超：内膜厚约0.7 cm，双卵巢多囊样改变。胰岛素（空腹）：18.5 μIU/ml，血糖（空腹）5.7 mmol/L。胰岛素抵抗指数（HOMA-IR）：4.69。

西医诊断：多囊卵巢综合征、胰岛素抵抗。

中医诊断：月经后期（脾肾亏虚、痰湿阻滞证）。

中医治则：补益脾肾，祛湿调经。

处方：

菟丝子30 g	丹参30 g	牡丹皮12 g
紫河车15 g	鸡内金12 g	山药30 g
女贞子15 g	党参片15 g	熟地黄30 g
阿胶12 g	瓦楞子30 g	茯苓15 g
枸杞子15 g	干益母草15 g	炒栀子10 g

鹿角胶 12 g	炒酸枣仁 30 g	当归 15 g
川续断 20 g	酒萸肉 12 g	黄芪 50 g
石菖蒲 15 g		

14 剂，水煎煮，每日 1 剂，分 2 次，每次 200 ml，早晚分服；盐酸二甲双胍，每次 0.5 g，随餐口服；嘱适量运动，少食甜食，忌辛辣、油腻、寒凉食物。

二诊：2022 年 2 月 20 日。

病史同前，服药后月经来潮，神疲乏力、腰膝酸软等症较前明显减轻，睡眠较前好转，大便偏干，1～2 日一行。辨证同前，效不更方，嘱月经干净后继续服前方 10 剂，按时服用盐酸二甲双胍。

三诊：2022 年 3 月 27 日。

近 2 个月经周期基本正常，偶有神疲乏力，伴腰酸，大便调。经期未诉特殊不适，体重减轻约 3 kg。舌暗苔薄白，脉细滑。继予前方口服。

本患者临证加减治疗 3 个月余，月经周期基本正常，无明显特殊不适，嘱其停药，观察月经情况，清淡饮食，少食辛辣、甜食，调节生活压力，适量运动，保持心情舒畅。

按语：多囊卵巢综合征（PCOS）是青春期及育龄期女性最常见的一种内分泌及代谢异常所致的疾病，以持续无排卵、高雄激素血症和胰岛素抵抗为主要特征，PCOS 属中医"月经后期""闭经""不孕"等范畴。

结合多年临床经验，程玲教授认为本病病机以肾精亏虚为本，痰湿、瘀血、气郁为标，治疗上宜以补肾为总体原则。肾为先天之本、元气之根，主藏精气，具有促进生长发育和生殖的功能。肾气充盛，是月经来潮的前提与关键。若肾气不充，肾阳虚衰不能化生精血为天癸，则冲不盛、任不通，诸经之血不能汇集冲任下注胞宫而形成闭经。肾主水，若肾脏功能失调，则水液代谢失常，水湿内停，湿聚成痰。

本案之治疗方由五子衍宗丸、四物汤、二至丸加减而成。方中菟丝子、枸杞子平补肾之阴阳，菟丝子入肝、肾之经，味辛而甘，性平和，起滋补肾精之效，不仅能补肾阴又能补肾阳，虽为滋补之品却不燥而伤精，补肾同时能起生津之效，为平补肾阴阳之要药；枸杞子入肾可滋肾养阴，平补肾精，为养阴助阳、补血填精之上品。酒萸肉、鹿角胶补益肝肾。当归、熟地黄有滋阴养血、填精益髓之效，当归善于补血，又可活血行气，为"血中之气药"，血以通为补，既可增强熟地黄补血之功效，又可活血从而行血脉经络之滞。二至丸中取有滋阴之效之女贞子，以增强菟丝子、熟地黄等滋阴之效。程玲教授非常重视阴阳之间互根互用的关系，常于补阴基础上加入温阳之品，紫河车乃血肉有情之品，大补阴精阳气，以胞益胞。《本草经疏》曰："人胞乃补阴阳两虚之药……服之有返本还元之功。"川续断补肾助阳，使肾中阴阳彼此可以相互依存、相互转化，且川续断补而不滞，又能行血脉。此外，本方滋养肾阴同时不忘顾护气血，故方中用党参、黄芪健脾益气，阿胶补血滋阴，益母草养血活血，于众多补阴药中，使滋阴同时不滋腻碍胃，与丹参、牡丹皮合用活血化瘀，协助肾阴阳转化。本患者痰湿偏盛，加之山药、鸡内金健脾补虚，涩精固肾，补后天以养先天，与茯苓配伍，增强健脾祛湿之效。脾为后天之本，脾气不虚，则后天气血得以化生，可养先天，以达先后天同补之效。炒栀子清热利湿、泻火除烦，瓦楞子消痰化瘀，二者使全方补而不腻。本患者睡眠欠佳，炒酸枣仁与石菖蒲合用安神益智，芳香化湿。全方共使肾之阴精充盛，阴精化为阳气，以达补肾调经的效果。

验案二

姜某，女，28岁。

首诊：2023年12月27日。

主诉：卵巢储备功能下降伴月经紊乱2年。现病史：平素月经规律，近2年紊乱，月经周期30～60天，经期7天，量中，无痛经，末次月经2023年12月22日，上次月经2023年9月12日，长期情绪不稳定，易急躁，常年熬夜，腰酸，口干口苦，潮热，手足心热，出汗尚可，入睡难，易醒，大便偏干，小便正常。既往卵巢储备功能下降病史7年，曾有促卵泡生成激素（FSH）达70 mIU/ml，否认药物过敏史。已婚，G0P0，未避孕，有生育要求。舌暗淡紫，苔薄白尖红，脉细。辅助检查：2023年12月23日性激素相关检查示，FSH

31 mIU/ml，LH 12.92 mIU/ml，AMH＜0.01 ng/ml。

西医诊断：卵巢功能减退，月经紊乱。

中医诊断：月经后期（肝肾亏虚证）。

中医治则：养血填精，滋补肝肾。

处方：

菟丝子30 g	女贞子15 g	枸杞子15 g
当归15 g	北沙参15 g	熟地黄30 g
干益母草15 g	续断片20 g	紫河车15 g
阿胶12 g	鹿角胶12 g	山药30 g
酒萸肉12 g	醋龟甲30 g	刺五加20 g
盐杜仲15 g	牡丹皮12 g	盐黄柏10 g
白术15 g	麦冬15 g	黄芪30 g
墨旱莲15 g	炒酸枣仁30 g	

7剂，每日1剂，水煎煮，早晚分服。

二诊：2024年1月8日。

患者服药后手心潮热明显改善，大便略干，日行一次，其余症状同前。舌暗红，苔白，浅裂，脉沉细。继予中药口服治疗，前方加地骨皮15 g，余同前。

三诊：2024年1月22日。

患者月经来潮，末次月经2024年1月20日，色、量可，血块较多，经期腰酸痛，下腹凉伴坠胀痛，经期大便质稀，余同前。舌暗红，苔白，浅裂，脉稍细。辅助检查：2024年1月21

日性激素相关检查示，FSH 15 mIU/ml，LH 28.9 mIU/ml，E₂ 21 pg/ml，AMH <0.01 ng/ml。继予中药口服治疗，前方去地骨皮，加干姜10 g，余同前。

四诊：2024 年 2 月 5 日。

患者近 3 日感头晕，食纳可，小便调，大便成形，日行 2 次，易入睡，易醒。舌暗，苔薄白，脉细滑。辅助检查：2024 年 1 月 29 日超声提示子宫内膜 0.7 cm。继予中药口服治疗，方药同前。

五诊：2024 年 2 月 28 日。

患者月经刚过，末次月经 2024 年 2 月 17 日，色量可，7 天净，无明显头晕，食纳可，小便调，大便先干后软，入睡可。舌深红，苔薄白，脉细。辅助检查：2024 年 2 月 19 日性激素相关检查示，FSH 10.69 mIU/ml，LH 9.37 mIU/ml，E₂ 33 pg/ml，AMH 0.02 ng/ml。继予中药口服治疗，前方去墨旱莲，加石菖蒲 10 g，余同前。患者坚持中药口服治疗，月经尚规律。

按语：卵巢储备功能下降，指卵巢产生卵子的能力减退，卵细胞数量和质量下降，导致女性性激素紊乱，生育能力下降。卵巢储备功能不足，中医没有对应的病名，其症状散见于中医的"血枯经闭""月经量少""经水早断"及"不孕"等范畴。中医认为本病的主要病机是脾虚气血生化乏源，无以滋养先天之肾精，而致冲任胞宫失养。《傅青主女科》云"经本于肾""经水出诸肾""经水非血，乃天一之水，出自肾中"，《素问·上古天真论》云"女子七岁，肾气盛，齿更发长；二七而天癸至，任脉通，太冲脉盛，月事以时下……七七任脉虚，太冲脉衰少，天癸竭，地道不通，故形坏而无子也"，可见肾在女性的一生中起着举足轻重的作用，主导着月经的产生及断绝。程玲教授认为女性的生殖系统主要依靠肾－天癸－冲任－胞宫轴的平衡协调，肾藏精，主生殖，为天癸之源，肾气充盛，天癸按期而至，月经来潮；反之若肾精亏虚、肾气不足，则易导致天癸绝，经断不来甚或不孕。且妇女一生以血为本、以血为用，女子历经经、孕、产、乳的生理活动均以血为本又需耗血，致使机体处于血常不足、气常有余的状态。然气为血帅，气行则血行，气有余则郁结阻滞，血行不畅而致血脉瘀阻，冲任失调，胞宫闭阻，即所谓"血隔经闭"理论，瘀血阻滞最终导致经闭不行。故在治疗时，在健脾补气、补肾益精的基础上，适当加用具有养血活血功效的中药，改善卵巢血供，可使卵巢功能恢复正常。

程玲教授在学术思想上重脾肾，正如张景岳在《景岳全书》中所提及"调经种子之法，亦惟以填补命门，顾借阳气为之主，然精血之都在命门，而精血之源又在二阳心脾之间"。在临床上，程玲教授善用育胞汤以补胞脉之空虚，肝肾精血之相对不足，治疗以养血填精、滋补肝肾为主，可明显改善卵巢功能。方取五子衍宗丸中的君药菟丝子、枸杞子，以及杜仲、鹿角胶温肾养肝、益精补冲。又选用六味地黄丸中的熟地黄、山茱萸（酒萸肉）、山药，专于滋补肾、脾、肝之阴：熟地黄味甘纯阴，主入肾经，长于滋阴补肾、填精益髓；山茱萸酸温，主入肝经，滋补肝肾、敛涩精气；山药甘平，主入脾经，健脾补虚、涩精固肾，补后天以充先天，三者共奏滋阴益肾之力。诸药相合，温养先天肾气以生精，培补后天肝气以化血，佐以活血调经补冲任，既注意肾中阴阳的平衡，又注意用药的动静结合，使精气充盛，冲任通畅相滋，自能固冲调经，改善卵巢功能。考虑患者个体差异，在临床具体应用该方时，尚需灵活变通，通过调整各药的用量或适当的加味，使方剂更加契合每个患者的个体特点，达到更好的治疗效果。如胞宫寒甚，或泄或痛，可加制附片、炮姜；如肝气郁滞而气滞腹胀者，可加香附、大腹皮；如血热多火，月经先期者，可加川续断、地骨皮。

三、治疗月经过多验案二则

验案一

赵某，女，40岁。

首诊：2023年4月6日。

主诉：月经过多5天。现病史：平素月经周期30天，经期7天，量中，无痛经，近7年月经紊乱，周期1~6个月，经期及经量同以往，末次月经2023年4月2日。4月2日开始阴道流血，色暗红，有血块，平均 1.5 小时更换 1 片卫生巾，伴头晕乏力，食纳可，大便调，无尿，夜寐安。既往史：高血压病史 7 年，现规律口服降压药物，血压控制可；糖尿病病史 7 年，平素口服瑞格列奈片，每次 2 片，每日 3 次，自诉血糖控制可；尿毒症病史 7 年，现规律透析；贫血病史 7 年，平素血红蛋白波动在 50~60 g/L，曾间断输血治疗。婚育史：已婚，G0P0。舌淡暗，苔薄白，脉沉细。妇科检查：外阴已婚式，阴道畅，中等量出血，宫颈光滑，宫颈外口见内膜样组织物堵塞，直径约 1 cm，予送病理，双附件区未及明显异常。辅助检查：盆腔彩超示子宫单层内膜厚约 0.24 cm，宫腔内至宫颈管可见低或无回声区，范围约 3.5 cm × 1.0 cm，右卵巢（-），左卵巢内可见无回声区，大小约 2.6 cm × 1.7 cm。血常规：白细胞计数 4.17×10^9/L，中性粒细胞百分比 74.2%，红细胞计数 1.3×10^{12}/L，血红蛋白 43 g/L，血小板计数 140×10^9/L。

西医诊断：月经过多，重度贫血，高血压病 3 级，2 型糖尿病，尿毒症，肾性贫血，心功能衰竭。

中医诊断：月经过多（气血虚弱证）。

西医治则：输血补血，促宫缩止血。

中医治则：益气升提，养血止血。

处方：

当归 30 g　　　　桑叶 30 g　　　　阿胶 15 g

三七粉 10 g　　　生地黄 30 g　　　炒白芍 15 g

生黄芪 30 g　　　贯众 15 g　　　生地榆 15 g

益母草 30 g　　　红参 20 g

3 剂，每日 1 剂，水煎煮，早晚分服。

二诊：2023 年 4 月 8 日。

服药 3 剂后阴道出血量明显减少，头晕乏力较前略好转。效不更方，继续口服 3 剂。3 天后随访，患者阴道流血停止，嘱其专科治疗内科疾病，必要时行宫腔镜手术以除外子宫内膜病变。

按语：月经过多属于女性常见病、多发病，西医学认为月经过多仅仅是多种妇科疾病中的一个症状，可由多种疾病导致，如子宫腺肌症、子宫肌瘤、子宫内膜息肉或子宫内膜炎、排卵障碍性异常子宫出血、子宫内膜癌等子宫性疾病，或者由于宫腔内置环、避孕药等性激素类药物滥用史等人为因素，以及甲状腺功能异常、肝肾功能异常、凝血功能障碍等全身性疾病，亦有部分患者因盆腔炎性疾病引起月经量增多。对于急性大量出血患者多采用诊断性刮宫快速止血，但本患者重度贫血且并发症多，手术风险高，刮宫并非可取之法，故中药治疗显得尤为重要。

程玲教授临床上对月经过多的治疗，注重辨证与辨病相结合，从患者身体情况、主要症状、伴随症状及独具特色的舌脉出发辨证论治。本患者素体脾肾不足，气血两虚，故治以益气升提，养血止血。方中黄芪有补气健脾升阳、益气固表利水之功效，为补益脾气之要药，对气虚引起的失血、血滞可达补气生血、补气摄血、补气行血之效，故又称"气中之血药"。红参具有复脉固脱、大补元气、益气摄血的功效，尤其适用于有肢冷脉微、体虚欲脱、崩漏下血、气不摄血等症状的人群。两药共为君药，共奏补气健脾之效，"有形之血不能速生，无形之气所当急固"，以补气而达固冲止血之效。当归补血活血，调经止痛，《景岳全书》言"其味甘而重，故专能补血；其气轻而辛，故又能行血；补中有动，行中有补"，故当归又称为"血中之气药"，与黄芪相伍有甘温补气、阳生阴长以生血之功。益母草功善活血调经、祛瘀通经，为妇科经产病的要药。阿胶补血止血、滋阴润燥。三七有化瘀止血、活血定痛之功，《本草新编》言："三七根，止血之神药也，无论上中下之血，凡有外越者，一味独用亦效，加入补血补气药之中则更神。盖止药得补而无沸腾之患，补药得止而有安静之休也。"此外，三七还具有改善血流变及肾脏微循环，减少尿蛋白排泄，保护肾功能的独特疗效。贯众、生地黄、生地榆三药合用加强清热凉血止血之效。以上七者共为臣药。白芍味酸，入肝经，主收敛，善于补益肝之阴血，汪昂在《本草备要》中称其可主一切血病，故与女性月经病息息相关。桑叶归肺、肝经，善于疏散风热，清肺润燥，平肝明目，凉血止血，配伍白芍，更加强滋阴润燥、凉血止血之功。两药共为佐药。诸药合用紧扣月经过多之脾胃不足、气血不调以致冲任失约之病机，以补益脾气、调理气血之法达固冲、化瘀、止血之功，所以能快速有效地改善患者症状，充分显示了中医药治疗的特色与优势。

验案二

李某，女，43 岁。

首诊：2023 年 3 月 10 日。

主诉：月经增多，经期缩短半年。现病史：平素月经尚规律，近半年月经量增多，较前增多 1/3 左右，有血块，无腹痛，持续 7 天方止，月经周期缩短至 22 天左右。自觉乏力，偶有头晕，食欲睡眠尚可，无明显腰酸腹痛，经前情绪抑郁低落，大便 2 ~ 3 日 1 次，经期泄泻。已婚，G3P2，顺产 2 次，2019 年人工流产 1 次，术后同时放置宫内节育器至今。面色萎黄，舌淡苔薄，舌边尖紫暗，脉沉细涩。妇科检查（消毒后）：外阴婚产式，阴道畅，宫颈光滑，子宫前位，常大，无压痛，双附件未及异常。辅助检查：血常规示血红蛋白（HGB）76 g/L；超声提示子宫内膜厚 0.8 cm，宫内可见节育器回声，略下移。子宫及双附件未见明显异常。

西医诊断：月经过多、宫内节育器。

中医诊断：月经过多（气血两虚伴血瘀证）

中医治则：益气补血，化瘀止血。

处方：

炙黄芪 30 g　　　党参片 20 g　　　升麻 10 g

杜仲 15 g	当归 10 g	熟地黄 15 g
川芎 10 g	赤芍 15 g	益母草 30 g
仙鹤草 30 g	蒲黄 30 g	阿胶 10 g
佛手 15 g	三七粉 3 g（冲服）	

3 剂，每日 1 剂，水煎煮，早晚分服，经期来潮第 1 天开始服用。

二诊： 2023 年 4 月 15 日。

患者经期来潮时服用第 1 剂，服药当天经量减少明显，持续口服 3 天，月经量减少，持续 5 天而止。效不更方，嘱患者继续在经期第 1 天开始口服前方，共 3 个周期。

三诊： 2023 年 6 月 20 日。

患者诉月经量减少 1/2 以上，已经恢复正常，月经周期延长至 25 天左右，经前期情绪缓解，无头晕乏力。血常规：HGB 107 g/L。

按语： 月经过多的病机主要是冲任不固，经血失于制约，或气虚，或血虚，或血瘀。程玲教授指出此患者放置宫内节育器多年，瘀阻胞宫，故经量增多，血为气之母，血去过多化生无源则气虚，气虚统摄无力，造成经期缩短，经量增多，经期泄泻；辨证当属气血两虚伴血瘀，治以益气补血、化瘀止血。四物汤乃补血调经主方，对于各种血虚证，均可以本方为基础随证化裁。故程玲教授对此患者的治疗以四物汤补气养血调经为主。概妇人之所赖以生者，血与气尔。故一切补气之方，皆从四君化出；一切补血之方，又当从此四物而化也。补血者，当求肝肾，地黄入肾，壮水补阴，白芍入肝，敛阴益血，二者为补血之正药。赤芍与白芍主治略同，但赤芍只有散邪行血之意，能于血中活滞，此患者兼有血瘀之证，故将白芍改为赤芍。方中以当归补血、活血；熟地黄补血为主；川芎入血分理血中之气；杜仲补益肝肾，阿胶补血止血；仙鹤草、蒲黄、三七粉化瘀止血为辅，益母草活血化瘀并缩宫止血，患者合并气虚倦怠乏力，加黄芪、党参、升麻益气；经前期情绪抑郁故佐以佛手疏肝理气。全方补血而不滞血，行血而不破血，故有良效。

四、治疗月经过少验案一则

陈某，女，37岁。

首诊： 2023年5月4日。

主诉： 月经稀发量少3年。现病史：平素月经规律，周期30天，经期5天，量中，近3年出现月经稀发伴量少，周期20~90天，经期3~5天，量少，色暗，末次月经2022年12月22日，量少。2023年3月因超声提示"宫腔液性暗区"行刮宫术，术后曾予黄体酮肌内注射，口服醋酸甲羟孕酮7天，停药后至今未行经。患者恶风畏寒，手足冷，手心热，口苦，渴不欲饮，喜食辣，入睡难，多梦，大便日一行，偏干，稍黏滞。既往史：2021年9月、2022年3月分别行宫腔镜手术，

2022 年 7 月于外院因输卵管系膜囊肿行穿刺术（具体不详），2022 年 9 月行宫腹联合手术 1 次，术中均提示宫腔粘连，术后建议口服雌二醇片/雌二醇地屈孕酮片复合制剂治疗，患者未遵医嘱。有血小板特异性减少病史，现无不适。否认药物过敏史。已婚，G0P0，未避孕 6 年未孕，分别于 2021 年、2022 年欲行体外受精联合胚胎移植技术（in vitro fertilization，IVF），因宫腔环境原因未能移植，现余胚胎 4 个，爱人精子正常。舌浅紫红，苔白腻，脉细滑。辅助检查：2023 年 5 月 4 日盆腔超声：子宫内膜 0.8 cm，回声不均，内可见多个不规则无回声区。双卵巢未见异常。子宫内膜回声不均、宫腔积液（?）。处置：收入院，2023 年 5 月 8 日于我院行宫腔镜检查，术中见宫腔粘连，分离粘连见宫内膜斑驳不均，双侧输卵管开口不可见，宫腔内置球囊。病理示内膜息肉。术后予雌二醇片/雌二醇地屈孕酮片复合制剂口服促进内膜生长，预防粘连。

西医诊断：月经稀发。

中医诊断：月经过少（血瘀水停证）。

中医治则：活血化瘀，行气利水。

处方：

当归 15 g	白芍 30 g	川芎 12 g
白术 15 g	茯苓 10 g	泽泻 10 g
蒲公英 15 g	大血藤 20 g	白花蛇舌草 30 g
柴胡 10 g	枳壳 15 g	贯众 10 g

炙甘草 10 g　　　陈皮 10 g

7 剂，每日 1 剂，水煎煮，早晚分服，以后此方加减继续服用 14 剂。

后随访，患者 6 月月经来潮，量偏少。月经周期规律，经量较前增加约 1 倍，当地超声检查显示内膜已无不规则回声区，内膜厚 0.8 cm，继续于生殖专科就诊，准备移植。

按语：本患者既往有多次宫腔手术病史，术后医嘱遵从性差，相关药物治疗后仍未行经，推测与宫腔粘连相关。程玲教授认为患者虽多次手术，但仍不可囿于单纯药物治疗，应首选手术，解决其粘连问题方可行经，术后予雌二醇片/雌二醇地屈孕酮片复合制剂促进内膜生长，预防粘连，嘱患者务必遵医嘱。患者还伴有特发性血小板减少，"血不利则为水"，加之喜食辛辣，耗伤气阴，气虚致血行不畅，血瘀于内，不能达于四末，故见手足冷；血瘀于内，故见手心热；血瘀水停于内，不能外达，故见口渴但不欲饮；血瘀内扰心神，故见夜寐欠佳；血瘀津液停滞，肠胃失司，故见大便偏干、黏滞；舌浅紫红，苔白腻，脉细滑，均为血瘀水停之征。治宜活血化瘀，行气利水，故选方当归芍药散，切中病机，疗效显著。

当归芍药散出自《金匮要略》，原文说"妇人怀妊，腹中㽲痛，当归芍药散主之"，"妇人腹中诸疾痛，当归芍药散主之"，前者为妇人妊娠腹痛，后者为妇人腹中诸痛，皆用当归芍药散治疗。

程玲教授根据《金匮要略》妇人腹中诸疾痛的启示，认为妇人腹中痛可因输卵管炎症、内膜炎症、盆腔炎、膀胱炎、宫颈炎、子宫肌瘤等所致。"血不利则为水"，脾虚湿滞乃本方核心病机。当归芍药散由三味"血分药"和三味"水分药"组成，此患者有血小板特发性减少，则为血液障碍导致水液代谢异常，宫腔呈现多处积液，使用该方切中病机。基本症状中的腹痛、月经后期并量少、头晕、胸胁不适均由血虚肝郁直接导致；脾虚湿滞表现为食欲不振、神疲乏力、带下异常、面色无华。

方中重用芍药养血柔肝、通血脉、利小便，川芎、陈皮、枳壳理气活血祛瘀；泽泻甘淡性寒，入肾和膀胱利水渗湿以疏血郁、利水邪，当归辛甘而温，有养血活血之效，助芍药补血以治疗肝血不足，助川芎祛瘀以治疗瘀阻血络；白术、茯苓可益气健脾，且白术和泽泻配伍可加强渗利之效。另，酌加蒲公英、大血藤、白花蛇舌草、柴胡、贯众清热解毒，炙甘草调和诸药。全方活血化瘀，行气利水，使全身气血往来流利，任通充盛，月经逐渐恢复正常。

五、治疗经间期出血验案一则

李某，女，33 岁。

首诊：2023 年 10 月 14 日。

主诉：经间期阴道少量出血伴腹痛半年。现病史：平素月经规律，轻微痛经，近半年月经周期 26～30 天，经期 6～8 天，经量较以往减少 1/4，经后 3～5 天出现白带夹血丝，持续 7～14 天不等，伴下腹闷痛、坠胀感，腰酸，末次月经 2023 年 9 月 30 日，2023 年 10 月 8 日始出现白带夹血丝。刻下症见白带夹血丝，色鲜红，下腹闷痛，坠胀感，口干，食欲一般，常胃脘部不适，手足偏热，平素带下量偏多，色微黄质偏稠，乏力，小便调，大便略溏，日行 3～5 次，寐不实，性情较急躁。既往史：体健。婚育史：已婚，G2P2。舌质稍暗红、舌边齿痕，苔薄白腻，脉弦细滑。辅助检查：近 5 年 HPV、TCT 阴性，3 个月前妇科超声未见异常。

西医诊断：经间期出血。

中医诊断：经间期出血（肝郁肾虚证）。

中医治则：补肾疏肝，固冲止血。

处方：

生地黄 24 g	山茱萸 12 g	生山药 20 g
菟丝子 20 g	枸杞子 15 g	当归 15 g
茯苓 20 g	生黄芪 20 g	炒白术 20 g
生白芍 15 g	益母草 15 g	醋柴胡 10 g
醋香附 10 g	荆芥穗炭 5 g	醋五味子 5 g
三七粉 4 g		

7 剂，每日 1 剂，颗粒剂水冲，早晚分服。

二诊：2023 年 10 月 22 日。

服药 1 剂后血止，下腹闷痛明显减轻，大便次数及带下量有所减少。诉平素易汗出，舌质稍暗红，舌边齿痕变浅，苔薄白稍腻，脉弦细。守方加减：生白芍、生地黄、生山药易为酒白芍、熟地黄、炒山药，减去荆芥穗炭、益母草，加入泽兰、浮小麦各 12 g，炒苍术 10 g，生鸡内金、炙甘草、大枣各 6 g，7 剂，余同前。

随访：2023 年 11 月 1 日。

服药后大便调，带下量明显减少，2023 年 10 月 30 日月经来潮，经前及经期腰酸消失。

按语：月经后阴道出血多因内分泌失调、宫颈炎、子宫内膜息肉、子宫肌瘤等引起，需要明确病因后对症治疗。女性在排卵期时，体内的雌激素水平可能会短暂下降，容易引起部分子宫内膜失去雌激素的支持，从而出现脱落的现象，引起阴道出血，量少者一般不需要特殊治疗，1～3 天后可自然停止出血。如果因经常熬夜或饮食不节等，可能会引起内分泌失调，容易引起月经紊乱，导致经后出血。如果宫颈部位受到细菌感染，在炎症的刺激下，可能会导致宫颈黏膜充血，从而引起阴道异常出血的情况。如果子宫内膜持续受到炎症刺激，子宫内膜息肉的体积就会逐渐增大，也有可能会导致局部的黏膜破裂，从而出现经后出血。若是子宫平滑肌组织增生，诱发子宫肌瘤，亦可能会出现经后出血的症状。

程玲教授认为，本例患者是因情绪不佳、休息不好引起内分泌失调，导致经间期出血。患者平素性急且工作琐事繁杂，情志不遂，肝气郁滞，横逆犯脾，脾虚不运，故水谷难消、气血乏源、升清降浊失职、日久化热，浊阴下流故带下色黄质稠、下腹坠胀；清阳不升则食欲不佳、胃脘部不适；湿滞大肠则大便日数行；气血不足则四肢不荣而乏力、经量减少；气虚摄血无力故阴道出血、经后为著。肾精有赖于脾胃后天化生水谷精微的补充与滋养，肾精不足则腰酸、手足偏热、出血色鲜红、脉细；肾主水，肾气不足，水液代谢失常。患者肝郁、肾虚、脾虚症状突出，故以归肾丸、固冲汤合方加减治疗。归肾丸出自《景岳全书》，书中记载归肾丸治疗肾水真阴不足、精衰血少、腰酸脚软、形容憔悴、遗泄阳衰等。由熟地黄、山药、山茱萸、茯苓、菟丝子、杜仲、枸杞子、当归8味药物组成，全方补肾兼顾肝脾，重在益精养血，可补肾益气、养血益精、健脾助生等。固冲汤出自《医学衷中参西录》，原方由煅牡蛎、炒白术、煅龙骨、生黄芪、生白芍、五倍子、山茱萸、海螵蛸、茜草、棕榈炭配比而成，具有益气固冲、止血化瘀的功效。

本案之处方以生地黄、山茱萸、菟丝子、枸杞子滋补肝肾精血，使阴阳互根互用；生山药脾肾双阴同补，茯苓、生黄芪、炒白术健脾祛湿、补气固冲摄血；生白芍、当归养血调经、柔肝止痛，益母草清热活血、调经止痛；醋柴胡、醋香附疏肝理气和胃；荆芥穗炭收涩止血、祛湿化瘀、引血归经；三七粉止血化瘀定痛而不伤正气；醋五味子收敛固涩、益气生津、补肾宁心。固冲汤原方之煅龙骨、煅牡蛎、海螵蛸、五倍子收涩力强，一恐湿热留邪，二恐脾胃负担过重，故以荆芥穗炭、五味子代之；原方茜草易为三七，避其苦寒之性，且三七又具止痛之效。二诊时血止痛消，腰酸大减，以大便次数偏多、带下、易汗出为主要症状，故守方加减，生白芍、生地黄、生山药、益母草易为酒白芍、熟地黄、炒山药、泽兰以顾护脾阳，加入炒苍术、生鸡内金、炙甘草、大枣增强健脾之力，鸡内金更能消积化瘀；血已止则去荆芥穗炭；加浮小麦益气固表止汗，同时取其轻清上浮之性引清阳上升。药证相应，服药后效如桴鼓。

六、治疗崩漏验案一则

李某，女，13 岁。

首诊： 2023 年 10 月 4 日。

主诉： 阴道出血 21 天，量多 2 天。现病史：患者平素嗜食辛辣零食，近 1 个月临近考试学习压力大，作息不规律，熬夜，21 天前开始阴道出血，开始量少，3 天前曾于外院就诊，建议孕激素撤退出血治疗，未遵从，给予"葆宫止血颗粒"口服，出血未止，近 2 日阴道出血量较前增多，血色鲜红，约为平素月经量的 1.5 倍，2 小时需更换 1 片 29 cm 长的卫生巾，面潮红，咽干口渴，心烦，大便干，2～3 日 1 次，小便黄。月经史：11.5 岁月经初潮，月经周期 14～21 天不等，行经 5～6 天，血量中等，无痛经。舌质偏红，苔薄白，脉弦细数。辅助检查：2023 年 10 月 4 日性激素六项示，E_2 39.83 pg/ml，FSH 7.18 mIU/ml，LH 6.14 mIU/ml，PRL 8.86 ng/ml，P 0.15 ng/ml，T 0.30 ng/ml；血常规示，RBC 3.9×10^9/L，HGB 130 g/L，WBC 6.7×10^9/L，PLT 216×10^9/L；尿 HCG 为阴性；盆腔超声示，子宫前位，大小约 3.4 cm×3.0 cm×2.9 cm，肌壁回声均匀，内膜厚约 0.8 cm，回声欠均匀，双侧卵巢大小形态未见明显异常。CDFI：未探及明细异常血流信号。

西医诊断：无排卵性功能失调性子宫出血。

中医诊断：崩漏（虚热证）。

中医治则：滋阴清热，固经止血。

处方：

炙龟甲 20 g	生地黄 15 g	地骨皮 15 g
椿根皮 10 g	焦山栀 10 g	生黄芩 10 g
阿胶 6 g	煅牡蛎 20 g	菟丝子 10 g
白术 10 g	生甘草 3 g	黄柏 10 g
地榆 10 g	棕榈炭 12 g	墨旱莲 12 g
女贞子 12 g		

7 剂，每日 1 剂，水煎煮，早晚分服。

二诊：2023 年 10 月 11 日。

口服中药 5 剂后，阴道出血停止，仍觉咽干口渴，头晕心烦，纳少，大便干好转。舌质偏红，苔薄腻，脉细弦。

处方：

炙龟甲 20 g	生地黄 15 g	地骨皮 15 g
椿根皮 10 g	焦山栀 10 g	生黄芩 10 g
山药 15 g	菟丝子 10 g	钩藤 12 g（后下）
白术 10 g	生甘草 3 g	黄柏 10 g
女贞子 12 g	墨旱莲 12 g	

7 剂，每日 1 剂，水煎煮，早晚分服。

2 个月后随访，患者 2023 年 11 月及 12 月月经规律，月经周期 26～27 天，经期 6 天。

按语： 无排卵性功能失调性子宫出血是青春期女性常见病，好发年龄为 10～19 岁。青春期女性下丘脑和垂体的调节功能未臻成熟，它们和卵巢间尚未建立稳定的周期性调节。此时虽有一批卵泡生长，但发育到一定程度即发生退行性变而无排卵，形成闭锁卵泡。

无排卵性功能失调性出血指各种原因导致的无排卵引起子宫内膜受单一雌激素刺激，而无孕酮对抗，故发生雌激素突破性出血。若低水平雌激素维持在阈值水平，可见有间断性少量出血，内膜修复慢，出血时间延长；若高水平雌激素维持在有效浓度，可引起长时间的闭经，因缺乏孕激素的参与，子宫内膜厚而不牢固，易发生急性突破性出血，出血量多。无排卵性功能失调性出血也可以由于雌激素撤退而致出血。

另外，当机体受到内外各种因素如精神紧张、情绪变化、营养不良、代谢紊乱及环境气候骤变等影响时，可通过大脑皮层和中枢神经系统引起下丘脑－垂体－卵巢轴功能失常或靶细胞效应异常，进而导致月经失调。对于没有性生活的青春期无排卵性功能失调性出血女孩，止血治疗主要采用性激素治疗，常用的方法为：黄体酮撤退法；用雌激素使内膜生长，修复止血；口服避孕药止血；高效合成孕激素内膜萎缩法等。由于青春期患者的特殊性，在诊疗方面上存在诸多限制，中医药在青春期异常子宫出血的治疗方面优势明显。

崩漏的辨证，应重视对月经量、色、质的分析，结合基础体温、子宫内膜、内分泌激素的检测等。本病常属本虚标实，肾阴虚夹瘀。治疗方面，前人提出"塞流、澄源、复旧"的治崩三法。塞流，止血也，即在辨病辨证指导下，运用各种止血方法，甚至可采取西药大剂量激素以及刮宫方法，务求尽快控制出血，必要时可输血输液，协助止血。澄源，正本清源也，即针对各种病因而施以不同的治法，虚者补而固之，热者凉而敛之，寒者温而涩之。又，肾为先天之本，脾为后天之本，结合先后天尤其是先天之本，乃妇科治疗出血的特点。复旧，即恢复正常的月经周期和健康。前人认为，崩漏之后，营血大耗，故有"养血以复其旧"之论。

《素问·阴阳别论》有载："阴虚阳搏，谓之崩"，故程玲教授运用固经丸加减来治疗虚热型崩漏。原方中龟甲、白芍滋阴养血，调补肝肾，壮水以制火，潜阳以敛阴；黄柏、黄芩、椿根皮清火坚阴，止血固经；香附疏肝理气。用此主要是调经，防经血之遗留为患。本方使水旺而制火，清火而保阴，热清阴生则血无妄行之患。

七、治疗闭经验案二则

验案一

帖某，女，30 岁。

首诊：2021 年 3 月 10 日。

主诉：节食后月经紊乱 1 年余。现病史：患者月经初潮 12 岁，平素月经规律，周期 30 天，经期 5～6 天，经量色可，无痛经，2019 年 9 月因节食减重 2～3 kg 后出现月经紊乱，月经周期延长，经量逐渐减少，伴有入睡难、脱发、压力大等症状，甚至闭经，2020 年 5 月开始口服戊酸雌二醇片/雌二醇环丙孕酮片，2021 年 1 月 4 日月经来潮后停药，至今未行经。刻下症见：潮热、汗出、心悸，口干无口苦，纳可，入睡可，寐后易醒，醒后难再寐，小便调，大便日行一次，成形，身高 165 cm，体重 50 kg。既往史：体健。否认药物、食物及其他过敏史。婚育史：已婚，G0P0，工具避孕。舌浅暗红，苔薄白，左脉细，右脉弦细。辅助检查：子宫及双附件彩超示，子宫后位，形态可，大小约 3.9 cm×3.3 cm×2.3 cm，肌层回声均匀，内膜厚约 0.5 cm，双卵巢（-），盆腔未见液性回声。性激素六项示，FSH 5.85 mIU/ml，P 0.09 ng/ml，E_2 26.9 pg/ml，LH 5.06 mIU/ml，PRL 8.2 ng/ml，T 0.58 nmol/L。

西医诊断：闭经。

中医诊断：闭经（肝肾亏虚、阴血亏虚证）。

中医治则：滋补肝肾，健脾养血。

处方：

菟丝子 30 g	女贞子 15 g	枸杞子 15 g
当归 15 g	黄精 15 g	党参 15 g
益母草 15 g	川续断 20 g	怀牛膝 15 g
熟地黄 30 g	紫河车 15 g	山茱萸 15 g
淫羊藿 12 g	阿胶 12 g	麦冬 15 g
生黄芪 30 g	生白术 15 g	石菖蒲 15 g
郁金 10 g	远志 10 g	桂枝 10 g
炒白扁豆 20 g		

14 剂，每日 1 剂，水煎煮，早晚分服。

二诊：2021 年 3 月 29 日。

患者服药后阴道分泌物有所增加，入睡可，寐后易醒，醒后难再寐，二便调。舌偏暗红，苔薄白，脉细稍弦。

处方：

菟丝子 30 g	女贞子 15 g	枸杞子 15 g
当归 15 g	黄精 15 g	党参 15 g
益母草 15 g	川续断 20 g	怀牛膝 15 g

熟地黄 30 g	紫河车 15 g	山茱萸 15 g
淫羊藿 12 g	阿胶 12 g	鸡血藤 30 g
麦冬 15 g	炙黄芪 30 g	生白术 20 g
石菖蒲 15 g	郁金 10 g	远志 10 g
生龙齿 15 g		

14 剂，每日 1 剂，水煎煮，早晚分服。

三诊：2021 年 4 月 13 日。

入睡可，早醒，多梦，近几个月脱发明显。舌暗带紫红，苔薄白，脉弦细。辅助检查：2021 年 4 月 4 日性激素六项示，FSH 6.89 mIU/ml，P 0.08 ng/ml，E_2 58.29 pg/ml，LH 6.97 mIU/ml，PRL 12.34 ng/ml，T 0.74 nmol/L。予前方加炒酸枣仁 30 g，服法同前。

后患者规律服用中药 3 个月，4 月、5 月、6 月均规律行经，遂停服中药。

按语：闭经是指女子年逾 16 周岁，月经尚未来潮，或月经周期已建立后又中断 6 个月以上或停闭超过 3 个月经周期者，前者称原发性闭经，后者称继发性闭经。现今以瘦为美的主流审美观催生了各种速效减肥方式，无论是药物减肥还是节食减肥，体重下降过快都可能导致闭经的发生，减肥所致闭经的患者在临床上日趋常见，且以青春期及育龄期女性为主，排除器质性病变而单纯由于体质量减轻所导致的闭经多属于功能性下丘脑性闭经，由促性腺激素释放激素（GnRH）分泌异常引起。

程玲教授认为因减肥所致闭经的核心病机为阴血亏虚。《景岳全书·妇人规》曰："经本阴血也，何脏无之，唯脏腑之血皆归冲脉，而冲为五脏六腑之血海，故经言太冲脉盛则月事以时下，此可见冲脉为月经之本也。"节食减肥导致气血化生乏源，而且一些患者节食减肥的同时常伴大量过度的运动，常伴大量汗出，过度汗出伤阴耗气，导致体内阴血不足，无多余阴血濡养冲任、下注胞宫，故月经不能按时而至，治疗方面以滋补肝肾、健脾益气、清热养血为法，使血海得充，随后因势利导，应用活血走下之品使月经来潮。同时程玲教授在临床治疗重健康宣教，嘱患者饮食有节，养成良好的生活习惯。

验案二

王某，女，38岁。

首诊：2021年2月23日。

主诉：宫颈息肉切除术后停经11个月。现病史：患者14岁月经初潮，平素月经规律，周期30天，经期5~7天，量中，轻微痛经，患者2020年4月因宫颈息肉于外院行宫颈息肉切除术后出现停经，同年6月于某医院中医科就诊，服用中药并针灸后未行经，后辗转各大中医院服用中药治疗，月经仍未来潮，后于同年12月于某西医医院妇科就诊，诊断为继发性闭经，予戊酸雌二醇片，每次1mg，每日1次，连续服用21天，后7天加地屈孕酮片，每次10mg，每日2次。12月23

日行经，5 天干净，痛经。服用激素后出现头痛，腰痛，恶心，偶有呕吐，左上臂偶有刺痛，此后停用激素，因月经两个月未行于 2021 年 2 月 23 日就诊于我院。刻下症见：心情低落，口干渴，无口苦，口臭，畏寒，手足冷，手心汗出，腰酸，乏力，头痛，阴道干涩，大便溏，日 1 次，小便黄，纳眠可。既往史：体健。婚育史：已婚，G2P1，2011 年顺产 1 子，末次人工流产时间为 2008 年。舌淡暗，苔薄白，脉沉细弦。辅助检查：2020 年 11 月 6 日性激素相关检查（外院）示，AMH 0.28 ng/ml，FSH 16.6 mIU/ml，P 1.0 ng/ml，E_2 22 pg/ml，LH 19.18 mIU/ml，PRL 16.8 ng/ml。

西医诊断：卵巢储备功能减退。

中医诊断：闭经（肝肾亏虚证）。

中医治则：滋肾养肝。

处方：

菟丝子 30 g	女贞子 15 g	枸杞子 15 g
当归 15 g	黄精 15 g	党参 15 g
益母草 15 g	续断 20 g	牛膝 15 g
山茱萸 15 g	阿胶 12 g	生白术 15 g
黄芪 30 g	石菖蒲 10 g	郁金 10 g
紫河车 15 g	鳖甲 20 g	生地黄 30 g
天麻 10 g		

14 剂，每日 1 剂，水煎煮，早晚分服。

二诊：2021 年 3 月 16 日。

服药后头痛、腰痛、恶心、口干、手心汗出、腰酸等症状明显好转，仍自觉乏力，情绪低落，2021 年 3 月 14 日月经来潮，今行经第 3 天，量少，痛经。舌淡暗苔薄白，脉沉细弦。辅助检查：2021 年 3 月 15 日性激素相关检查示，FSH 15.25 mIU/ml，P 0.09 ng/ml，E_2 237 pg/ml，LH 8.18 mIU/ml，PRL 16.05 ng/ml。予前方去鳖甲、生地黄，加龟甲 30 g、炒白扁豆 20 g、熟地黄 30 g，余同前。

三诊：2021 年 3 月 30 日。

末次月经 2021 年 3 月 14 日，3 天干净，量少，痛经，患者偶有口干，畏寒症状减轻，乏力较前好转，情绪好转，眠欠佳，多梦，大便日一行，质黏。舌淡暗苔薄白，脉沉细。予前方去熟地黄、炒白扁豆、阿胶，增生白术至 20 g，加生地黄 20 g、肉桂 10 g、生龙齿 15 g，余同前。

四诊：2021 年 4 月 20 日。

患者仍未行经，前述症状明显好转，情绪明显好转，偶有乏力，纳眠可，二便调。舌淡苔薄白，脉沉细。辅助检查：性激素相关检查示 FSH 2.91 mIU/ml，P 8.11 ng/ml，E_2 84 pg/ml，LH 1.85 mIU/ml，PRL 8.24 ng/ml。

患者无不适，未服药，于 4 月 29 日行经，量适中，5 天干净，痛经消失。

按语：卵巢储备功能减退（diminished ovarian reserve,

DOR），意味着卵巢内存留的可募集卵泡数量减少，卵母细胞质量下降，DOR 是妇科疑难杂病，未及绝经期而出现卵巢功能低下，导致月经不调、闭经、生育力下降或不孕等，甚至出现绝经期证候，严重影响患者生活质量。

本病属于中医月经过少、月经后期、闭经、不孕等范畴。程玲教授认为本病的基本病机为肝肾阴虚，肾精、癸水的不足不但使卵泡、卵子赖以生长的物质基础逐渐匮乏，而且使卵泡大量闭锁而减少或不能发育成熟，最终导致不能成孕。又因肝为刚脏，体阴而用阳，"肝肾为子母，其气相通也"，肾阴不足常可引起肝疏泄功能失常，疏泄不及则引起肝血不足，进而导致月经失调。一方面，肝肾同源，精血互生，共同构成月经的物质基础；另一方面，肝主泄，肾主藏，藏泄有序使子宫功能平衡，经候如常。方中菟丝子为君药，可温补肾阳，亦有滋补肝、肾、脾之功；枸杞子、女贞子、熟地黄、山茱萸同为臣药，填补肾精，滋补肾阴；紫河车峻补奇经八脉、补气养血、温肾益精；当归养血亦能活血；党参、白术等培补中气，补气推动血行；续断、牛膝等可补肝肾，其性善动，可推动气血运行；益母草、郁金等行气活血，使诸药补而不滞。

八、治疗痛经验案四则

验案一

刘某，女，33 岁。

首诊：2023 年 4 月 8 日。

主诉：经行腹痛 10 年，进行性加重 2 年。现病史：13 岁初潮，月经规律，经期 6～7 天，周期 28～30 天，末次月经 2023 年 3 月 20 日，10 年前月经来潮时开始下腹坠痛，近 2 年腹痛加重，痛甚时需服止痛药，伴腰骶部酸痛，经期乳房胀痛，小腹及手脚凉，经量偏少，色暗，有血块，平素情绪急躁，纳可，喜酸贪凉，寐安，大便偏稀，小便晨起色淡黄。婚育史：已婚，G0P0，工具避孕。舌暗尖红，中凹苔白，脉细弦。辅助检查：盆腔彩超提示子宫腺肌症（子宫大小约 6.5 cm×5.6 cm×6.0 cm）。

西医诊断：子宫腺肌症。

中医诊断：痛经（气滞血瘀夹寒证）。

中医治则：活血化瘀，行气散寒止痛。

处方（温经汤加减）：

吴茱萸 6 g	麦冬 15 g	牡丹皮 12 g
肉桂 10 g	干姜 10 g	炙甘草 10 g
当归 15 g	党参 20 g	炒白芍 15 g
清半夏 10 g	阿胶 12 g	熟地黄 30 g
山药 30 g	酒萸肉 15 g	泽泻 12 g
茯苓 15 g	醋鳖甲 20 g	乌药 10 g
延胡索 15 g	牡蛎 30 g	川续断 20 g
盐杜仲 15 g	枸杞子 15 g	

14 剂，每日 1 剂，水煎煮，早晚分服。

二诊： 2023 年 4 月 26 日。

服上药后此次经期下腹坠痛明显缓解，小腹凉稍缓解，量偏少，经色暗，伴少量血块，乳房胀痛略轻，近期略感神疲乏力，大便偏稀。舌淡暗，苔薄白，脉细弦。予前方加黄芪15 g、菟丝子 30 g，继服 14 剂。

三诊： 2023 年 5 月 20 日。

正值经期，月经来潮后无明显下腹坠痛，腰部酸困感及乳房胀痛均明显减轻，经期第 1 天见少量血块，神疲乏力好转，大便成形。舌淡暗，苔白，脉细滑。中药守二诊原方，继续巩固治疗，嘱患者忌食生冷，注意保暖，避免劳累，保持心情舒畅。1 个月后再诊，诸症皆消。

按语：《妇人大全良方》中记载到"妇人腹中瘀血者，由月经否涩不通，或产后余秽未尽，因而乘风取凉，为风冷所乘，血得冷则成瘀也。血瘀在内则时时体热面黄，瘀久不消则变成积聚癥瘕矣"，提示妇人癥瘕的形成与瘀血相关，起居不慎、外邪侵袭、情志失调等均可导致冲任气血失和，经血不循常道，致"离经"之血瘀积，阻滞于冲任、胞宫而发病。程玲教授亦认为由子宫腺肌症所致痛经发生的关键在于血瘀胞宫。在疾病发展过程中又可出现虚实夹杂、气血逆乱等病机，根据其临床表现的不同可兼夹寒、热、虚等。肝为情志之官，情志不遂，直接影响肝疏泄的功能，人体气机升降失常，故见乳房胀痛；此患者平素贪食冷饮，日久损伤阳气，寒邪内生故见畏寒肢冷；月经色暗、夹血块，脉细弦，亦为血瘀之象。

方中肉桂辛、甘，大热，温经散寒止痛之力强，善去痼冷沉寒；当归乃"血中之气药""血中之圣药"，功善养血活血，调经止痛；吴茱萸辛温散寒止痛；牡丹皮活血祛瘀，退虚热；阿胶、麦冬能够养血止血、滋阴润燥，与牡丹皮搭配可以清虚热，并制桂、萸之温燥；白芍养血敛阴，柔肝止痛；党参、黄芪、甘草能够益气健脾，提供生化之源，使阳生阴长、气旺血充；山药健脾补虚，涩精固肾，补后天以养先天，与茯苓、泽泻配伍，增强健脾祛湿之效；半夏和干姜可以助消化、通降胃气，协助药物吸收；醋鳖甲、牡蛎滋阴潜阳、软坚散结；乌药温肾散寒，与延胡索合用，增强行气止痛之效。程玲教授在此基础上另加补肾之品：菟丝子性平和，不仅能补肾阴，又能补肾阳，虽为滋补之品却不燥而伤精，补肾同时能起生津之效，为平补肾阴、肾阳之要药；枸杞子入肾可滋肾养阴，平补肾精，为养阴助阳、补血填精之上品；酒萸肉、熟地黄有滋阴养血、填精益髓之效；川续断、杜仲补益肝肾、强壮筋骨。全方温清补消并用，但以温经化瘀为主，大队温补药与少量寒凉药相配，能使全方温而不燥，刚柔相济，以成温通、温养之剂。

验案二

姬某，女，29 岁。

首诊： 2023 年 10 月 14 日。

主诉：经行腹痛 5 年。现病史：平素月经规律，经期 5 天，周期 28～32 天，量中，色深红，伴血块，痛经明显，需每 6 个小时口服布洛芬 1 片，持续 3 天方能痛止，得热略舒，末次月经 2023 年 9 月 20 日。畏寒，手脚冰冷，经前及经期腰酸明显，情绪波动较大，伴胸胁胀满不适，因工作原因，熬夜较多，平素夜寐欠安，多梦，白带可，二便调。未婚，否认性生活史。否认药物过敏史。舌暗红，有瘀斑，脉沉紧。辅助检查：腹部超声提示子宫小肌瘤，双附件未及异常；肿瘤标志物 CA 125 正常。

西医诊断：子宫肌瘤。

中医诊断：痛经（寒凝血瘀证）。

中医治则：温经散寒，化瘀止痛。

处方：

吴茱萸 15 g	当归 15 g	川芎 10 g
白芍 15 g	小茴香 10 g	香附 10 g
生姜 10 g	姜半夏 10 g	麦冬 15 g
阿胶 15 g	桂枝 10 g	酸枣仁 15 g
甘草 10 g	醋青皮 12 g	党参 15 g

14 剂，每日 1 剂，水煎煮，早晚分服。

二诊：2023 年 11 月 4 日。

诉服药第 5 天时月经来潮，末次月经 2023 年 10 月 19 日，量同既往月经量，仍有痛经但较前稍好转，月经第 1 天仍需每

6 个小时口服布洛芬 1 片方能止痛，月经第 2 天及第 3 天均口服布洛芬 2 次。本次经前无明显情绪改变，经前小腹绵绵隐痛，月经量无明显变化，经期腹痛好转，腰痛如折，睡眠较前好转。舌暗，脉沉细。予前方加桑寄生 10 g、杜仲 12 g、川续断 15 g，余同前。

三诊： 2023 年 12 月 6 日。

诉末次月经 2023 年 11 月 22 日，经前下腹隐隐不适，经期腹痛明显缓解，仅下腹坠胀不适，得温缓解，无明显腰痛，多感腰酸，经期第一天因畏惧疼痛口服布洛芬 1 片，后未再用止痛药物。效不更方，嘱患者从月经第 14 天开始继续口服药物 14 天。

按语： 痛经是临床常见疾病，表现为经期或经行前后出现周期性小腹疼痛，或伴腰骶酸痛，甚至剧痛晕厥，影响正常生活及工作的一种疾病，亦称作"经行腹痛"。有因于寒者，有因于气郁者，有因于血结者。

患者经行腹痛日久，平素畏寒，寒客冲任，与血搏结，气血凝滞不畅，不通则痛。得热寒凝暂通，故疼痛减轻。寒伤阳气，阳气不达四末，故见四肢冰冷。舌暗红，有瘀斑，脉沉紧，皆属寒凝血瘀之征。治以温经散寒，化瘀止痛。温经汤原方中吴茱萸、桂枝温经散寒，通利血脉，可达到行瘀止痛的目的，牡丹皮、川芎、当归、白芍、麦冬、阿胶活血祛瘀，养血调经而生新血，人参、甘草、生姜、半夏补益脾气和胃，全方共奏祛瘀补血、调经止痛之功。根据不同表现可随症加减，此患者四肢冰冷，去牡丹皮，加小茴香；夜寐欠安，加酸枣仁；伴胸胁乳房胀痛，加香附、醋青皮。患者二诊时瘀血之象减轻，痛经好转，肾气虚损，故腰痛症状明显，故以杜仲、川续断、桑寄生补肾壮腰，强筋止痛。肾气实、筋骨坚、阴血充沛、气机调畅，胞宫濡煦则疼痛自止。

程玲教授指出，痛经的治疗，应以止痛为核心，以调理胞宫、冲任、气血为主。临床上患者多以实证为主，亦有实中有虚，虚实夹杂，在治疗过程中，需结合月经的量、色、质及兼症综合分析，临床辨证加减往往事半功倍，效如桴鼓。

验案三

王某，女，41 岁。

首诊：2019 年 8 月 6 日。

主诉：痛经逐渐加重 6 年。现病史：平素月经规律，月经周期 28 天，月经量中，月经期 7 天，色暗，有血块，经行伴头疼，下腹部疼痛，剧烈时呕吐，下腹凉，末次月经 2019 年 7 月 26 日。刻下症见：纳可，眠差，小便调，大便稀，每日一次，手足凉，怕冷。既往史：子宫腺肌症病史。月经史：同现病史。婚育史：已婚，G2P1，工具避孕。舌淡苔薄白，脉沉细。辅助检查：2019 年 7 月 28 日肿瘤标志物 CA 125 383.2 U/ml；B 超示子宫后位，形态可，大小约 7.3 cm×7.0 cm×7.1 cm，后壁肌层增厚，回声不均匀，内膜厚约 0.7 cm，回声尚均匀，宫颈可见多处无回声区，大者约 0.6 cm×0.5 cm，边界清晰；双卵巢未见异常；CDFI 未见明显异常血流信号。诊断意见：子宫腺肌症，宫颈多发纳囊。

西医诊断：子宫腺肌症。

中医诊断：痛经（肾阳亏虚、寒凝血瘀证）。

中医治则：温肾暖宫，理血调经。

处方：

（1）口服方（温经汤合桂枝茯苓丸加减）。

吴茱萸 9 g	川芎 12 g	牡丹皮 15 g
肉桂 10 g	党参 20 g	白芍 15 g
麦冬 15 g	干姜 10 g	清半夏 10 g
炙甘草 10 g	当归 15 g	阿胶 15 g
茯苓 20 g	桃仁 15 g	延胡索 15 g
乌药 10 g	香附 10 g	水蛭 6 g
鳖甲 15 g	昆布 15 g	

14 剂，每日 1 剂，水煎煮，早晚分服。

（2）中药灌肠。

三棱 15 g	莪术 15 g	水蛭 15 g
路路通 10 g	虎杖 15 g	大血藤 20 g
败酱草 15 g	土鳖虫 10 g	昆布 15 g
白花蛇舌草 20 g	桂枝 15 g	附子 15 g
细辛 6 g	羌活 10 g	

14 剂，煎煮取汁 100 ml，保留灌肠，每日睡前 1 次。

二诊：2019 年 8 月 20 日。

无明显不适，效不更方，继服 14 剂。考虑月经将来，嘱患者月经期间服用下方（桃红四物汤加减）。

丹参 15 g	益母草 15 g	当归 15 g
赤芍 15 g	川芎 10 g	熟地黄 15 g
川牛膝 15 g	泽兰 12 g	党参 15 g
三棱 15 g	桃仁 12 g	红花 12 g
肉桂 10 g	炙黄芪 30 g	炒白术 20 g
茯苓 15 g	延胡索 15 g	香附 10 g
干姜 10 g	乌药 10 g	

6 剂，每日 1 剂，水煎煮，早晚分服。

患者 2019 年 9 月 2 日月经适来，腹痛较前减轻，头疼消失，无恶心呕吐，小腹稍凉。辅助检查：2019 年 9 月 3 日肿瘤标志物 CA 125 103.7 U/ml；B 超示子宫后位，形态可，大小约 5.4 cm×6.5 cm×7.1 cm，后壁肌层增厚，回声不均匀，范围约 6.2 cm×4.5 cm，可见少量血流信号，内膜厚约 0.7 cm，回声尚均匀，宫颈可见多处无回声区，大者约 0.8 cm×0.6 cm，边界清晰；双卵巢未见异常；盆腔可见液性回声区，范围约 3.3 cm×1.3 cm，内透声可；CDFI 未见明显异常血流信号。诊断意见：子宫腺肌症，宫颈多发纳囊，盆腔积液。嘱患者继续服用中药调理。

按语：子宫腺肌症的病理是子宫内膜组织存在于子宫肌层中，伴随着周围肌层细胞代偿性的增生和肥大，形成结界和包块。本病以进行性痛经加重、月经量过多、子宫增大、不孕等为主要临床表现。

子宫腺肌症目前没有对应的中医病名，根据其临床表现，可归为中医的"痛经""癥瘕""月经过多""腹痛"等范畴。程玲教授认为子宫腺肌症所致痛经的根本病机是本虚标实，肾虚为本，血瘀为标。肾阳不足，失于温煦，则血运不畅，胞宫冲任得不到肾阳温煦而虚寒内生；血脉运行不畅，瘀血停于胞宫，瘀积日久，形成癥瘕。该患者肾虚血瘀，程玲教授在其非经期采用温经汤合桂枝茯苓丸加减，经期采用桃红四物汤加减，效果甚著。

程玲教授在临床治疗腹痛或慢性盆腔炎等疾病时常在口服中药的基础上加用中药灌肠，直肠与盆腔邻近，药物通过直肠黏膜吸收使盆腔局部药物浓度更高，且直肠给药避免了肝脏的首过效应，避免了胃肠道各种消化酶对药物的破坏，更有效地利用药物，同时也避免了药物对肝、胃的毒副作用和刺激。

验案四

黄某，女，43岁。

首诊：2021年3月31日。

主诉：发现腹壁肿物伴经期疼痛8个月。现病史：患者平素月经规律，经期5天，周期30天，8个月前始于经前2~3

日出现下腹痛，VAS 评分 7~8 分，持续 7~8 天，近半年疼痛逐渐加重，甚则行走困难，严重影响生活及工作。1 个月前外院就诊，腹部超声示病灶较大者位于剖宫产切口下方，大小约 8.5 cm×3.2 cm×1.6 cm，左上腹可见较小病灶，大小约 2.1 cm×1.3 cm×0.8 cm。因病灶范围大而无法手术治疗，3 月 15 日注射醋酸亮丙瑞林 3.75 mg，此后腹痛仍无缓解，甚则加重，遂来求诊。现症见下腹部胀痛，可及包块，大小约 8 cm×3 cm，质韧，行走困难，痛苦面容，手足冷，口干微苦，纳可，喜食辛辣，入睡难，大便干，2 日 1 次。既往史：2009 年开腹行子宫肌瘤剔除术、2016 年行剖宫产术、2018 年行腹壁切口整形术（未入腹腔）。月经史：月经初潮 13 岁，余同现病史。婚育史：已婚，G2P2。舌暗红、边有瘀斑，苔薄白，舌下络脉轻度迂曲、色紫黑，脉弦细。

西医诊断：腹壁子宫内膜异位症，继发性痛经。

中医诊断：痛经（气滞血瘀证）。

中医治则：活血化瘀，行气止痛。

处方（当归芍药散加减）：

当归 10 g	川芎 10 g	赤芍 15 g
白芍 15 g	茯苓 15 g	泽泻 15 g
生白术 15 g	乳香 6 g	没药 6 g
三七粉 6 g	水蛭 10 g	乌药 10 g
橘核 12 g	荔枝核 12 g	半枝莲 15 g

石见穿 15 g	延胡索 15 g	皂角刺 15 g
海藻 20 g	生牡蛎 30 g	白花蛇舌草 20 g

14 剂（颗粒），每日1剂，水冲，早晚分服；桂枝茯苓胶囊每次3粒（0.93 g），每日3次。

二诊：2021年4月21日。

腹部疼痛大减，大便日行1~2次，成形。舌淡紫红、边有瘀斑，苔薄白，脉弦细。4月15日注射醋酸亮丙瑞林3.75 mg。守方加生黄芪30 g、小茴香10 g，继服14剂。

三诊：2021年5月12日。

共服药28剂，现疼痛消失，包块缩小为5 cm×4 cm，质地变软。舌淡暗，边有小瘀点，苔薄白，脉弦细。守上方，白花蛇舌草加至30 g，继服14剂；并予活血化瘀中药热敷患处。

四诊：2021年5月26日。

腹痛未再发作，大便2日一行，略溏。舌暗（未见瘀点），苔薄白，脉弦细。5月15日注射醋酸亮丙瑞林3.75 mg。复查局部彩超：阴阜下可见不均匀低回声区，范围约5.5 cm×2.8 cm，CDFI未见明显异常血流信号；其旁可见低回声区，大小约1.1 cm×0.8 cm，边界尚清，CDFI未见明显血流信号。病灶较前明显缩小，嘱择期手术治疗，祛除病灶。守方加党参20 g，再服14剂以巩固疗效；继予活血化瘀中药热敷患处。

后随访，2021年7月21日手术成功切除腹壁较大异位病灶，未探及小病灶。

按语： 子宫内膜异位症（endometriosis，EMT）是指子宫内膜组织（腺体和间质）存在于子宫体外，组织粘连、疼痛，甚者持续发展加重，导致不孕。异位内膜周期性生长可引起周期性疼痛、出血等不适症状，属中医"癥瘕""痛经""不孕症"等范畴。

当归芍药散是汉代张仲景血水同治、肝脾同调的重要方剂，《金匮要略·妇人妊娠病脉证并治》云："妇人怀妊，腹中疠痛，当归芍药散主之。"《金匮要略·妇人杂病脉证并治》篇云："妇人腹中诸疾痛，当归芍药散主之。"《水气病脉证并治》篇中云："经水前断，后病水，名曰血分……先病水，后经水断，名曰水分。"指出了血与水为患的因果病理关系。无论是因血脉瘀阻导致水气停留，还是因水气停留导致血脉瘀阻，均可用当归芍药散治疗。临证若肝郁甚者，加柴胡、香附、郁金；血瘀甚者，加桃仁、牡丹皮、丹参；脾虚甚者，加党参、黄芪；水湿甚者，加防己、猪苓、车前子，或泽兰、益母草等。临床用本方治疗妊娠腹痛、胎位不正、先兆流产、妊娠高血压综合征、内分泌失调、肝硬化腹水、高脂血症、脂肪肝等。现代研究表明其对于盆腔包块的疗效确切，且在妇科疾病方面应用广泛，亦在以腹痛为主症的肝病、肾病、心血管病、皮肤病等疾病中广泛应用。当归芍药散原方：当归三两、芍药一斤、川芎半斤（一作"三两"）、茯苓四两、白术四两、泽泻半斤。

该患者子宫内膜异位至剖宫产腹壁瘢痕处，疼痛日甚，且因病灶范围较大而无法即时手术，故来求诊。既往有多次腹部手术史，损伤腹部血络，血不循经，留滞于腹壁，舌暗、边有瘀斑，舌下络脉轻度迂曲、色紫黑，且久病入络，可见血瘀之重；饱受病痛，则情志不畅、肝气不舒，气机郁滞则血行不畅致瘀，血瘀又致气滞，瘀血痼结于腹部经络不畅之处（瘢痕等），日久"癥瘕"乃成，包块可及；血瘀、气滞互为因果，伴随着激素的周期变化，异位的子宫内膜组织反复脱落出血，故日渐增大、疼痛。肝气郁结，故脉弦，郁久化热可见口苦；肝旺克脾，脾主四肢，脾阳不舒则无以达四末以温分肉，故见手足冷；气滞血瘀日久化热、化火，加之喜食辛辣，而致胃热（胃火），消烁津液，燥热内结而致口干、大便秘结等症。辨证属气滞血瘀，同时兼有肝郁、胃热、脾虚。

　　程教授以经方为首，原方中芍药取赤芍、白芍各半，二者皆能止痛，赤芍活血祛瘀止痛，兼能清热，白芍柔肝木而缓脾土，养血敛阴、柔肝缓急以解腹中之痛。《金匮要略·脏腑经络先后病脉证》道："夫病痼疾，加以卒病，当先治其卒病，后乃治其痼疾也。"该患者之急在腹痛，当投之以大队止痛之药为先，然瘀血之重为该病主要病理因素，"气顺则血行"，血行流利、血脉畅通则不痛，故以活血、行气类药为主，兼以清热、散结等法以达"平治于权衡"之意。临证酌加乳香、没药、三七活血散瘀定痛，三七化瘀且不伤其正气，久病更要顾护正气。水蛭入血分，破血逐瘀力强，"喻于形"故其性善走窜入络，"象于义"故可畅行气血，深入浅出以搜剔逐邪，内达脏腑、外通经络。延胡索、乌药、橘核、荔枝核共奏行气止痛之功；石见穿活血化瘀，同皂角刺消肿散结，又同半枝莲、白花蛇舌草清热解毒。生牡蛎用量较大，潜阳补阴以助芍药平肝，其质重可安神助眠，其味咸可同海藻软坚散结，后者生长于水中，兼具泄热之力。

九、治疗月经前后诸证验案二则

验案一

吴某，女，40岁。

首诊：2023年4月7日。

主诉：反复出现经前期情绪异常伴双下肢及头面目涨满。

现病史：近1年来反复出现经前1周不欲饮食，焦虑、易怒、入睡困难，夜寐难安，自觉颜面部水肿，双乳刺痛不可沾衣，行经后以上诸症迅速缓解至消失，下次经前再次出现，循环往复。既往体健，否认药物食物过敏史。平素月经规律，经期5~7天，周期28天，量多，无明显痛经，末次月经2023年3月15日。已婚，G3P2，顺产2次，放置宫内节育器避孕。查体：眼睑未见明显水肿，双下肢水肿（＋）。舌淡，苔薄白，脉弦细。妇科检查（消毒后）：外阴已婚已产式；阴道畅；宫颈光滑；子宫前位，常大，无压痛；双附件未及异常。辅助检查：子宫及双附件超声未见异常；尿常规未见异常，肝肾功能未见异常。

西医诊断：经前期综合征。

中医诊断：经行前后诸病（肝郁脾虚证）。

中医治则：疏肝健脾，理气化湿。

处方：

当归 15 g	白芍 20 g	川芎 10 g
茯苓 12 g	泽泻 10 g	白术 10 g
佛手 12 g	郁金 15 g	益母草 15 g

7 剂，每日 1 剂，水煎煮，早晚分服。

二诊：2023 年 4 月 20 日。

经前服药 1 周，适逢月经来潮，诸症缓解。嘱其本次月经第 14 天开始服用前方。

三诊：2023 年 5 月 26 日。

诉服药 10 剂左右，月经来潮，经前期情绪有所缓解，颜面部肿胀感缓解明显，乳痛消失，经量如常，经行时偶有腰酸。予前方加菟丝子、川续断各 10 g，继续口服 3 个周期。患者未再复诊。

按语：经前期综合征是反复在经前期出现的周期性的以情感、行为、躯体障碍为特征的综合征，月经来潮后症状自然消失。主要症状归纳为头痛、背痛、乳房胀痛、便秘、肢体水肿、焦虑、易怒、情绪不稳定、饮食或睡眠的改变、注意力不集中等。

本病的发生机制是行经前体内阴血下聚血海，成偏阴血不足之体，阴阳气血于子宫消长变化处于不稳定状态时，受内外环境因素影响或干扰而失衡，生理机能紊乱。以月经前期出现肝脾、冲任之气机郁滞，气火偏亢为特点。虽因体质不同而证候表现各异，但都是由于月经期肝肾、脾胃、冲任之功能互相影响，协调变化发生失调所致。故肝脾肾功能失调、气血失和是其主要病因。当归芍药散原方治疗肝木乘脾兼有水气之腹痛，方中当归、白芍养血，茯苓、白术扶脾，川芎畅其瘀滞之血气，泽泻泻其有余之蓄水，养血调肝兼有活血化瘀之妙，化湿利水兼有健脾之功。此患者肝气不舒故而焦虑、易怒、乳房刺痛；脾气虚则气化不利，故下肢水肿、自觉颜面肿胀。证属肝郁脾虚，气血失和，此方正为合拍之治。据其症状，加郁金、佛手疏肝理气，益母草养血活血调经以达效验。所以二诊之时患者诸证缓解，三诊时仅腰酸，加菟丝子、川续断以补肝肾、强筋骨。

程玲教授在临床上经常借鉴《伤寒论》方治疗多种妇科疾病，扩大了经方的应用范围。同时在药物治疗之外，程玲教授会加强卫生宣教，帮助经前期综合征患者调整心理状态，给予必要的心理安慰及辅导；嘱患者调整生活状态，包括合理饮食，适当限制脂类及钠盐的摄入；进行适当的锻炼或户外运动，以缓解紧张和焦虑。

验案二

贾某，女，12 岁。

首诊：2023 年 6 月 29 日。

主诉：经行腹痛伴发热 1 年余。现病史：11 岁月经初潮，末次月经 2023 年 6 月 24 日，量可，色红，无血块，诉经行腹痛，疼痛呈坠痛，腰酸痛，月经期第 2~4 日明显，乳房胀痛，伴发热，体温 37~38.5 ℃，不汗出，手凉脚热，纳少，眠可，经期大便溏泄，次数多，小便可，偶有夜间小便，平素贪凉，脾气易急躁。舌暗苔红，脉细弦滑。

西医诊断：经前期紧张综合征。

中医诊断：经行发热（少阳证）。

中医治则：和解少阳。

处方：

柴胡 12 g	黄芩 10 g	姜半夏 10 g
党参 10 g	炙甘草 10 g	干姜 10 g
生白术 15 g	延胡索 15 g	乌药 10 g
紫苏梗 15 g	醋香附 10 g	大枣 15 g

7 剂，每日 1 剂，水煎煮，早晚分服。

二诊：2023 年 7 月 13 日。

患者诉服药 1 日后发热症状缓解，纳可，大便每日 3~4 次，成形，腰腹部无凉感，睡眠可，偶有黄痰。舌深红，苔薄白，脉细滑。

处方：

桔梗 10 g	生甘草 6 g	蒲公英 30 g
鱼腥草 30 g	柴胡 12 g	黄芩 10 g
姜半夏 10 g	党参 10 g	炙甘草 10 g
干姜 10 g	生白术 15 g	延胡索 15 g
乌药 10 g	紫苏梗 15 g	香附 10 g
大枣 15 g	川楝子 10 g	赤芍 15 g
当归 15 g	茯苓 15 g	

7 剂，每日 1 剂，水煎煮，早晚分服。

三诊：2023 年 7 月 20 日。

患者诉无咳嗽黄痰，服药后大便稀，纳可，眠可。舌紫红，苔薄白，脉细滑。

处方：

桔梗 10 g	生甘草 6 g	黄芩 10 g
姜半夏 10 g	党参 10 g	炙甘草 10 g
干姜 10 g	生白术 15 g	延胡索 15 g
乌药 10 g	紫苏梗 15 g	香附 10 g
大枣 15 g	川楝子 10 g	赤芍 15 g
当归 15 g	茯苓 15 g	生姜 3 片

7 剂，每日 1 剂，水煎煮，早晚分服。

四诊：2023 年 7 月 27 日。

诉末次月经 2023 年 7 月 26 日，无发热，月经量可，颜色正常，无小腹疼痛，精神佳，纳可，眠可，大便日1~2次，成形，不粘马桶，小便正常。舌红，苔薄白，脉细滑。患者症状改善，无不适，嘱其避免受凉，清淡温热饮食，避免劳累熬夜，保持心情舒畅，适当运动。

2个月后随访，患者诉经期发热无再发作，痛经亦缓解，无其他不适。

按语： 现代医学研究认为，经前期紧张综合征与精神神经因素、维生素缺乏、激素、甲状腺功能等有关。

小柴胡汤是治疗发热的经典方剂，由柴胡、黄芩、人参、半夏、炙甘草、生姜、大枣组成，具有和解少阳、和胃降逆、扶正祛邪之功效，用于外感病、邪犯少阳证。《伤寒论》云："伤寒五六日，中风，往来寒热，胸胁苦满，嘿嘿不欲饮食，心烦喜呕，或胸中烦而不呕，或渴，或腹中痛，或胁下痞硬，或心下悸、小便不利，或不渴、身有微热，或咳者，小柴胡汤主之。"现代医学研究认为小柴胡汤具有抗炎、抑菌、抗过敏、调节免疫力、改善肝损伤等作用。方中柴胡清透少阳半表之邪，使邪从外解为君，黄芩清泄少阳半里之热为臣，人参、甘草益气扶正，半夏降逆和胃为佐，大枣助人参、甘草以益气，生姜、大枣合用又可调和营卫为使。诸药合用，共奏和解少阳之功。

《伤寒论》云："柴胡证，但见一证便是，不必悉具。"该患者为经行发热患者，程玲教授认为患者经期发热乃发热的一种周期性变化，即"寒热往来"的另一种形式；患者经期乳房胀痛，与胸胁苦满相一致；纳差与原文所谓的"嘿嘿不欲饮食"相一致；患者手凉脚热也为枢机不利、阴阳不调所致，故本患者可以根据病情予小柴胡汤加减治疗。《妇人大全良方》指出"夫妇人月经来腹痛者，由劳伤气血，致令体虚，风冷之气，客于胞络，损于冲任之脉"，因患者年少形气未充，平素贪凉，感受寒邪，而致冲任虚寒，瘀血内留，故将生姜调整为干姜，并予乌药以温经止痛；患者平素脾气急躁，致肝郁气滞，气血运行不畅，不通则痛，故予延胡索、香附以加强疏肝理气之功。总而言之，程玲教授认为临床中的经行发热多为少阳枢机不利所致，可根据患者的兼夹症状，予小柴胡汤加减治疗，多可取得较好疗效。

十、治疗绝经前后诸证验案二则

验案一

宋某，女，53岁。

首诊： 2023年3月29日。

主诉： 绝经2年，潮热汗出1年余。现病史：近1年出现前胸、后背、头面部烘热汗出，畏风，腰膝以下畏寒，手指关节疼痛僵硬，感神疲乏力，腰膝酸软，晨起明显，心悸怔忡，纳可，入睡困难，夜寐不实，间断口服艾司唑仑助眠，小便调，大便略干，2~3日一行。既往史：既往有高血压病史7

年，现规律口服降压药物，控制可。月经史：14 岁月经初潮，月经规律，经期 5～7 天，周期 27～30 天，51 岁自然绝经。婚育史：已婚，G1P1。舌质暗小裂，苔薄白，右脉沉细、左脉细滑。

西医诊断：围绝经期综合征。

中医诊断：绝经前后诸证（心肾不交兼肝气不足证）。

中医治则：滋补肝肾，降火宁心。

处方：

醋龟甲 15 g	醋鳖甲 15g	牛膝 15 g
玉竹 15 g	山药 15 g	生地黄 30 g
牡丹皮 12 g	地骨皮 15 g	麦冬 15 g
天冬 15 g	盐杜仲 15 g	枸杞子 15 g
党参 20 g	白芍 10 g	炒酸枣仁 30g
茯苓 15 g		

10 剂，每日 1 剂，水煎煮，早晚分服。

二诊：2023 年 4 月 8 日。

诉睡眠明显改善，入睡时间较之前缩短，腰膝酸软明显改善，仍时有上半身烦热汗出、下肢畏寒、乏力神疲、心烦。舌淡暗尖小裂，苔薄白，脉沉细。予前方加知母 10 g、黄芪 15 g，继服 10 剂。

三诊：2023 年 4 月 18 日。

望诊患者面色有神、精神佳，诉周身松快许多，上半身燥热汗出缓解，腿脚发凉改善明显，睡眠改善，睡眠时长约6小时。予前方7剂继服，后可逐渐停药。

按语： 此患者年过七七，肾阴不足，阴虚不能涵养心阴，心阴不足，心火偏亢，则烘热汗出、心悸怔忡；天癸已竭，命门空虚，则见腰膝酸软；阴虚不能涵养心阴，心火与肾水不能相济，肝血不足，心神失养，则心烦失眠；气血不足，筋脉失养，故见关节疼痛。舌质暗小裂，苔薄白，右脉沉细、左脉细滑，亦为心肾不交之象。

程玲教授治疗绝经前后诸证，不仅注重调补心肾，还兼顾补肝气。正如张锡纯《医学衷中参西录》有言"人之元气，根基于肾，而萌芽于肝，凡物之萌芽，皆嫩脆易于伤损"，肾虚常累及肝脏，从而出现倦怠乏力、不寐等一系列症状，五脏相通，肝气虚也会影响心肾相交。方中重用生地黄，入少阴肾经交通心肾，既可滋肾阴、潜浮阳使肾中阴阳平衡，又可上济于心，助心阴制约心阳。牡丹皮归心、肝、肾经，具有清热凉血、活血化瘀、退虚热的功效，善透阴分之伏火，有"治无汗骨蒸之要药"之称。程玲教授在临床用药时多取其发散之力清散郁热。地骨皮凉血除蒸、清肺降火，有"治有汗骨蒸之要药"之称。党参补气健脾，山药温补而不骤，微香而不燥，味甘则能补脾益气除热，温养肌肉，为肺、脾二脏要药，土旺生金，金盛生水，从而达缓滋肾阴之功。茯苓具有利水渗湿、健脾和胃、宁心安神的作用，可补土健脾祛湿，淡而能渗，可利窍逐水祛邪，使湿浊去则脾复健运、心神得安；白芍养血调经、敛阴止痛、平抑肝阳；醋龟甲、鳖甲合用增强滋阴潜阳、清热除蒸、软坚散结之效；酸枣仁性味酸甘，入心、脾经，善于补养心血、安神定志、收敛止汗。除此之外，程玲教授认为肾主水，肝属木，具有五行相生的关系，若肾之根本受损，则肾水不能濡养肝木，日久以致肝亦亏损，故在临床用药时，在清热基础上常同时配伍补肾之品，方中杜仲、枸杞补益肝肾，强身健骨。以上诸药共为臣药。麦冬、天冬清心除烦、滋肺养阴，取金水相生之意，与玉竹配伍，增强养阴润燥之功效，共为佐药。牛膝补肝肾，引热下行，为使药。二诊患者诉仍有上半身烦热汗出、乏力神疲、心烦，故加黄芪补气升阳，知母清热泻火除烦、滋阴润燥。三诊患者诸症明显改善，故继服一周巩固治疗后逐渐停药。

验案二

秦某，女，51岁。

首诊： 2024年1月30日。

主诉：绝经1年，潮热出汗伴心悸失眠半年。现病史：患者平素月经规律，末次月经2023年初，曾口服坤泰胶囊、坤宝丸。半年前出现潮热、盗汗、心悸、关节痛，烦躁易怒，饮食偏食辣及咸，入睡困难，多梦，起夜2次，晨起小便色淡黄，大便偏干。既往体健，否认药物食物过敏史。G4P1，剖宫产1次，人工流产3次，避孕套避孕。舌紫红，苔白，脉沉细。

西医诊断：围绝经期综合征。

中医诊断：绝经前后诸证（肝脾两虚证）。

中医治则：益肾健脾宁心。

处方：

炙甘草 12 g	麦冬 15 g	柏子仁 10 g
阿胶 15 g	熟地黄 30 g	桂枝 9 g
大枣 15 g	太子参 30 g	醋龟甲 20 g
玉竹 15 g	牡丹皮 12 g	地骨皮 15 g
醋鳖甲 15 g	牛膝 15 g	茯苓 10 g
山药 15 g	炒酸枣仁 30 g	浮小麦 30 g
盐杜仲 15 g	山茱萸 15 g	百合 30 g

7 剂，每日 1 剂，水煎煮，早晚分服。

二诊：2024 年 2 月 27 日。

患者诉服药后前症消失，停药后，入睡稍困难，大便难，日一行，偶有心悸头晕。舌偏紫，尖红多小裂，苔薄白，脉沉细。

处方：予前方去太子参，加北沙参、白术各 30 g，并嘱其口服知柏地黄丸（大丸），每次 1 丸，每日 2 次。

按语：围绝经期综合征主要是由性激素变化所致的一系列的躯体及精神症状，远期可出现泌尿生殖系统功能异常、骨质疏松及心血管系统疾病等。现代医学主要采取激素补充治疗，并建议建立健康生活方式。

中医认为，妇女在绝经前后围绕月经紊乱或绝经出现的一系列明显不适证候如烘热汗出、烦躁易怒、潮热面红、眩晕耳鸣、心悸失眠、腰背酸楚、面浮肢肿、情志不宁等，称作绝经前后诸证。

《素问·上古天真论》指出正常女性生理变化过程，年过七七，肾气渐衰，天癸渐竭，精血亏少，经停不能生育。但是由于部分女性先天不足，又在经历经、孕、胎、产等阶段时养护失当，机体不能平稳度过这一时期，从而出现一系列症状，严重影响生活。程玲教授认为绝经前后诸证病因病机较为复杂，并非单纯一脏一腑之病变，与肾、心、肝密切相关，但关键在于肾阴阳失衡、心肾不交。肾贵为先天之本，藏一身水火阴阳，涵五脏阴阳之本，肾藏精主生殖，生长发育与繁衍生殖的旺盛和衰退均与肾精、肾气的盛衰有关。在肾之病还可累及其他脏腑，如心、肝、脾等。但是不同患者有不同的体质，临床会出现偏阴虚或阳虚，或偏性不明显的多种复杂证候类型，并由于诸多因素，常可兼夹气郁、瘀血、痰湿等复杂病机。

此患者肾精不足，肝疏泄失常，肝肾阴血亏虚，虚阳外浮，则潮热汗出，肝气郁结不畅，故可见烦躁易怒；肾精不足，命门空虚，可见腰膝酸酸；肾阳不足，气化不利，故起夜，小便色淡黄。故此方中以熟地黄、山茱萸、山药滋肾填精，杜仲、牛膝补益肝肾，强筋骨；麦冬、玉竹、太子参、百合等益气、滋阴、降火。茯苓、大枣等健脾益气；心烦少寐，故加柏子仁、酸枣仁养心安神；地骨皮、牡丹皮清虚热，浮小麦固表止汗，兼益气清热。综观全方，可达健脾益肾宁心之功效。患者复诊时诸症减轻，唯大便困难，故加北沙参养阴生津。

程玲教授精研古方医理，注重整体观念，协调脏腑功能，准确辨证施治，精准遣方组药，促进患者恢复阴阳相对平衡，运用中医药治疗本病常获良效。

第二节　带下病

一、治疗带下病验案四则

验案一

马某，女，31 岁。

首诊：2023 年 3 月 8 日。

主诉：宫颈柱状上皮外移重度伴带下量多 1 年余。现病史：患者 1 年前带下量增多，色黄，外院妇科检查发现宫颈柱状上皮外移重度，检查 TCT 及 HPV 均阴性，阴道分泌物清洁度Ⅳ度。1 个月前因带下量多无好转复查，TCT 阴性，HPV 阴性，滴虫阴性、白色念珠菌阴性、细菌性阴道炎阴性/衣原体抗原检测阴性、支原体培养（解脲/人型）阴性，核酸检测（淋球菌/生殖支原体）阴性；阴道镜示宫颈炎，活检病理示慢性宫颈炎及颈管内膜炎，P16（-），Ki67（基底+）。既往史：2022年9月因右侧输卵管积水于某医院行右侧输卵管切除+双侧卵巢囊肿剥除+子宫内膜异位病灶电灼+输卵管通液术（左侧输卵管通畅），否认药物过敏史。患者准备胚胎移植，因长期宫颈、阴道重度炎症无法进行。月经史：经期9天，周期30天，量偏少，无痛经，末次月经2023年2月18日，量中，9天净。婚育史：G0P0，避孕套避孕。查体：身高160 cm，体重53 kg，体格偏瘦。舌红，边有瘀点，苔薄白，脉细弦。妇科检查：外阴已婚式；阴道通畅，大量淡黄色黏液状分泌物（图4-1）；宫颈肥大，柱状上皮外移重度，接触性出血（+）；子宫前位，正常大小，质地中等，活动度好，无压痛；双侧附件区未见异常。

西医诊断：慢性宫颈炎，宫颈柱状上皮外移重度。

中医诊断：带下病（脾虚湿阻证）。

西医治则：改善阴道微生态。

中医治则：健脾，益气，利湿。

以益气健脾燥湿、清热解毒中药党参、黄芪、大血藤、苦参、蛇床子等，浓煎7剂，每日1剂，阴道上药治疗，每日1次。

二诊：2023年3月21日。

经前阴道上药治疗1周，经后带下量较前减少，治疗期间无不适，末次月经 2023 年 3 月 16 日，量中，5 天止。舌红，边有瘀点，苔薄白，脉细弦。妇科检查：阴道通畅，较多白色黏液状分泌物（图 4 - 1）；宫颈肥大，柱状上皮外移重度，无接触性出血。继予原方中药 14 剂，每日 1 剂，浓煎，阴道上药治疗，每日 1 次。

三诊：2023 年 5 月 16 日。

阴道上药治疗 4 周，经后带下量较前减少，无外阴瘙痒疼痛等不适，末次月经 2023 年 5 月 3 日，量中，6 天止。舌红，苔薄白，脉细。妇科检查：阴道通畅，见白色黏液状分泌物较前明显减少（图 4 - 1）；宫颈肥大较前缩小，柱状上皮外移中 - 重度，无接触性出血。继予前方 14 剂，每日 1 剂，浓煎，阴道上药治疗，每日 1 次。

四诊：2023 年 6 月 13 日。

阴道上药治疗 4 周，带下量少，无外阴瘙痒疼痛等不适，末次月经 2023 年 5 月 3 日，量中，6 天止。舌红，苔薄白，脉细。妇科检查：阴道通畅，少量白色稀薄分泌物（图 4 - 1）；宫颈柱状上皮外移中度。2 个月以后随诊，胚胎移植成功，已怀孕。

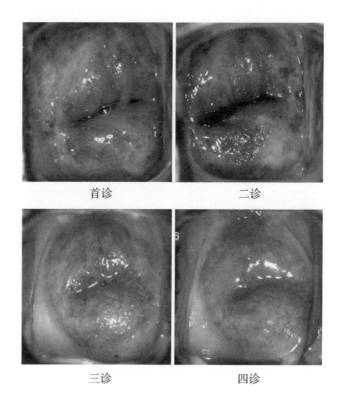

首诊　　　　　　　　　　二诊

三诊　　　　　　　　　　四诊

图 4 - 1　马某四诊次妇科检查结果

　　按语： 宫颈炎是妇科常见疾病之一，包括子宫颈阴道部炎症及子宫颈管黏膜炎症。因子宫颈阴道部鳞状上皮与阴道鳞状上皮相延续，阴道炎症均可引起子宫颈阴道部炎症。由于宫颈管黏膜上皮为单层柱状上皮，抗感染能力较差，故易发生感染。临床多见的宫颈炎是急性宫颈管黏膜炎，若急性宫颈炎未经及时诊治或病原体持续存在，可导致慢性宫颈炎。慢性宫颈炎指子宫颈间质内有大量淋巴细胞等慢性炎细胞浸润，可伴有子宫颈腺上皮及间质的增生和鳞状上皮化生。慢性子宫颈管黏膜炎由于子宫颈管黏膜皱裂较多,感染后容易形成持续性子宫颈管黏膜炎,表现为子宫颈管黏液及脓性分泌物增多,反复发作。子宫颈肥大是指慢性炎症的长期刺激导致腺体及间质增生。慢性宫颈炎多无症状,少数患者可有持续或反复发作的阴道分泌物增多,呈淡黄色或脓性,性交后出血,经间期出血,偶有分泌物刺激引起外阴瘙痒或不适。妇科检查可发现黄色分泌物覆盖子宫颈口或从子宫颈口流出,或在糜烂样改变的基础上同时伴有子宫颈充血、水肿、脓性分泌物增多或接触性出血,也可表现为子宫颈息肉或子宫颈肥大。对持续性官颈管黏膜炎患者,应了解有无沙眼衣原体及淋病奈瑟菌的再次感染、性伴侣是否已进行治疗、阴道微生物群失调是否持续存在,针对病因给予治疗。对病原体不清者,尚无有效治疗方法。对子宫颈呈糜烂样改变、有接触性出血且反复药物治疗无效者,可试用物理治疗。子宫颈肥大一般无须治疗。

我国古代无"子宫颈炎""慢性子宫颈炎"等疾病名称,因其主要表现为阴道分泌物的异常,可以将其归为"带下病"。带下病是妇人常见疾患,俗有"十女九带"之说。故春秋扁鹊时代,称治疗妇人之疾者为带下医。带下病表现为带下量增多,缠绵不断,日久不止;其次多呈泡沫样、脓汁样、豆腐渣样、清水样等;可分为白带、黄带、赤带、黑带、五色带,多有腥秽或恶臭之气。

程玲教授认为带下的发病,其一乃脏腑功能失常,脾虚失运，化湿生热，或肝郁化热，湿热下注，或肾气虚弱，下元亏损，带脉失约，水关不固，湿气下注而为带下，长期不愈，患者往往抵抗力低下，正气不足，故而迁延不愈。其二由于外邪入侵胞宫、胞脉，毒邪所致，肝脾受损，水液下流而为带下。《诸病源候论》卷三十九曰："经血受风邪则成带下，带下之病，白沃与血相兼带而下也，病在子脏，胞内受邪。"病久带下，色黄而腥臭者，乃脾虚湿盛，任脉积湿为先。《妇科易知录》："任脉积湿，湿盛生热，因不能生精化血，故腐败而黄带。"另外，《女科证治约旨》认为脾虚生湿化热是其病因，"脾土不旺，湿热停聚，郁而化黄，其气臭秽致成黄带"。带下乃水液所化，而"诸湿肿满，皆属于脾"，脾虚是其本，脾虚日久，化湿生热而为带下；脾虚必致肝气不畅，郁而化热生湿为带下；脾虚而致肾气虚损，下元不固，带脉失约，湿气下注而为带下。脾虚而体弱，外邪易侵，外邪伤及胞宫而为带下；脾虚日久而脾不统血，血随带下，或湿热伤及经络，热迫血行随带而下，则为赤白带下；脾虚生寒，中焦不运而为寒湿带下。故在治疗上，除健脾利湿、解郁清热外，匡扶正气、恢复生殖道正常生理环境更为重要，是其根本。程玲教授自拟经验方以益气、养阴、健脾、清热燥湿，治疗带下类疾病，常获良效。

验案二

关某，女，58 岁。

首诊：2022 年 3 月 6 日。

主诉：子宫全切术后 4 年余，HPV 感染 1 年余。现病史：患者 49 岁自然绝经，G2P1，顺产，2017 年 11 月 2 日因右卵巢卵泡膜纤维瘤、子宫肌瘤、盆腔子宫内膜异位症、肠粘连于中国中医科学院望京医院由程玲教授主刀行腹腔镜辅助下经阴道全子宫 + 双侧附件切除术、盆腔子宫内膜异位病灶电灼术、肠粘连松解术。术前 TCT：非典型腺细胞（宫颈管），HPV 阴性。2020 年 10 月 26 日发现 HPV 高危 52、59 型阳性，TCT 阴性。2021 年 10 月 21 日复查 HPV 高危 16、51、52、59 型以及低危 6、11 型混合感染，TCT – DNA 未见上皮内病变或恶性病变（NILM）。阴道镜检查：低度 VaIN（图 4 – 2）。活检：（右侧穹隆）Atypical VaIN（局灶阴道壁低级别上皮内瘤变）P16（–），Ki67（下 1/3 +），重组人干扰素 α2b 凝胶上药 3 个月。2022 年 3 月 16 日 HPV 高危 16 型及低危 6、42 型混合感染，TCT – DNA 未见上皮内病变或恶性病变（NILM），阴道镜 + 活检：鳞状上皮黏膜慢性炎，P16（–），Ki67（基底 +）。舌红，苔薄黄，脉滑。

西医诊断：混合 HPV 感染，子宫及双附件全切术后。

中医诊断：带下病（脾虚湿阻证）。

西医治则：改善阴道微生态，改善生活质量，提高机体免疫力。

中医治则：健脾，益气，利湿。

处以苦参、大血藤等益气养阴、清热解毒、燥湿杀虫之中药。14 剂，每日 1 剂，浓煎，阴道上药治疗，每日 1 次。

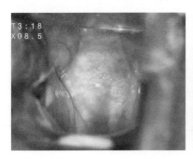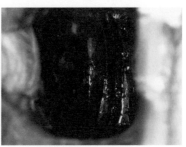

图 4 - 2　关某首诊时阴道镜检查结果

二诊： 2022 年 5 月 30 日。

阴道上药治疗期间无不适，停药后带下量少，色白，无异味，无外阴瘙痒、疼痛等不适。舌红，苔薄黄，脉滑。辅助检查：2022 年 5 月 10 日 HPV 高危 16 型阳性，低危 6 型阳性，HPV 42 型转阴；TCT - DNA 示低级别上皮内瘤变（LSIL），可见 DNA 倍体异常细胞（≥3 个），病变细胞（DI≥2.5）11 个，建议阴道镜检查及活体组织检查或结合临床考虑。2022 年 5 月 22 日阴道镜检查：检查充分，宫颈缺如，阴道穹隆后壁毛糙范围约 1.2 cm×1.0 cm，色粉白，薄醋白上皮，细镶嵌，碘部分着色，右侧穹隆角部厚醋白上皮，碘不着色。阴道镜拟诊：低度 VaIN（图 4 - 3），建议继续药物治疗。续前方21 剂，每日 1 剂，浓煎，阴道上药治疗，每日 1 次。

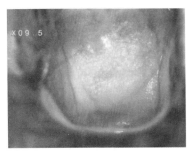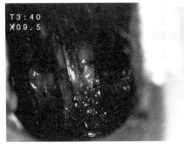

图 4 - 3 关某二诊时阴道镜检查结果

三诊： 2022 年 7 月 19 日。

阴道上药治疗期间无不适，停药后带下量少，色白（图 4 - 4），无异味，无外阴瘙痒、疼痛等不适。舌红，苔薄黄，脉滑。续前方 14 剂，每日 1 剂，浓煎，阴道上药治疗，每日 1 次。

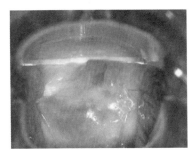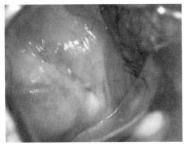

图 4 - 4 关某三诊时阴道镜检查结果

四诊： 2022 年 8 月 18 日。

阴道上药治疗期间无不适，停药后带下量少，色白，无异味，无外阴瘙痒、疼痛等不适。舌红，苔薄黄，脉滑。辅助检查：2022 年 8 月 18 日 HPV 阴性；TCT - DNA 示未见上皮内病变或恶性病变（NILM），未见 DNA 倍体异常细胞。阴道镜检查：未见明显异常（图4-5）。

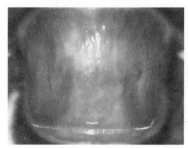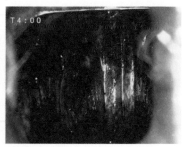

图4-5　关某四诊时阴道镜检查结果

按语： 人乳头瘤病毒（human papilloma virus，HPV）感染是生殖道最常见的病毒感染，HPV感染的高峰期是性活跃后不久，它可以感染黏膜的基底上皮细胞，并且导致多种临床疾病。这些感染大多是良性或非致癌性的，仅会导致手部、脚和肛门生殖器部位的皮肤疣等病变，而近乎所有的宫颈癌都是由持续性高危型HPV感染引起的。

HPV病毒感染属中医湿浊邪毒，湿邪黏滞，与血相搏，湿瘀缠绵，影响气机，水湿停滞，凝血不散，互为因果，缠绵不愈。正气存内，邪不可干，若正气不足，难以托毒，则难以自愈。程玲教授治以扶正解毒、清热利湿、活血化瘀为主，患者为老年人，术后抵抗力低下，阴道黏膜菲薄，清除病毒困难，故HPV长久不转阴。故而在培扶正气基础上，益气养阴，解毒燥湿，清热杀虫，标本兼治，血行则气机运化，湿瘀得解，病毒得清，则效果显著。

中医妇科源远流长，辨证论治颇具特色，但随着时代发展变化，现代医学知识亦需重视，取长补短，方可提高治疗效果。现代药理研究证明，益气养阴药物可提高机体抗感染力，促进抗体形成及提高血清中溶菌酶水平，恢复生殖道正常环境，达到抗菌消炎的目的。

验案三

陈某，女，49 岁。

首诊：2022 年 4 月 19 日。

主诉：外阴干涩、带下色黄伴 HPV 感染半年。现病史：患者 2021 年 10 月 8 日因外阴干涩、带下色黄检查发现 HPV 高危 58 型及低危 42、43 型混合感染，活检示慢性宫颈炎，干扰素上药治疗 3 个月。2022 年 3 月 28 日复查。HPV 58、42、43 型阳性。TCT：阴性。既往有高脂血症，口服瑞舒伐他汀、依折麦布降脂，否认食物及药物过敏史。月经史：45 岁绝经。婚育史：已婚，G3P1。舌淡红，苔白厚，脉弦滑。妇科检查：外阴已婚式；阴道通畅，黏膜充血明显；宫颈光滑，充血；子宫前位，萎缩欠佳，质地中等，活动好，无压痛；双侧附件区未及异常。阴道镜检查见图 4-6。

西医诊断：绝经后萎缩性阴道炎，混合 HPV 感染。

中医诊断：带下病（脾虚湿阻证）。

西医治则：改善阴道微生态，改善生活质量，提高机体免疫力。

中医治则：健脾，益气，利湿。

处以党参、黄芪等清热解毒、活血化瘀、燥湿杀虫之中药，21 剂，每日 1 剂，浓煎，阴道上药治疗，每日 1 次。

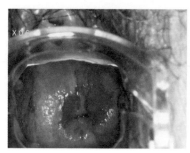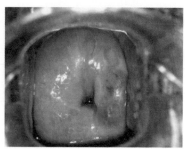

图 4 - 6　陈某首诊时阴道镜检查结果

二诊：2022 年 5 月 23 日。

阴道上药治疗期间无不适，带下量少，无异味，无外阴瘙痒、疼痛等不适。舌淡红，苔白厚，脉弦滑。妇科检查：阴道通畅，充血；宫颈光滑（图 4 - 7）。辅助检查：2022 年 5 月 20 日 HPV 检查示 HPV 58、42、43 型混合感染。予前方 21 剂，每日 1 剂，浓煎，阴道上药治疗，每日 1 次。

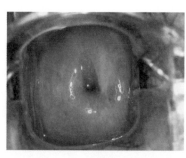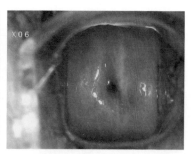

图 4 - 7　陈某二诊时阴道镜检查结果

三诊：2022 年 7 月 12 日。

阴道上药治疗期间无不适，带下量少，无异味，无外阴瘙痒、疼痛等不适。舌淡红，苔白厚，脉弦滑。妇科检查：阴道通畅；宫颈光滑（图 4 – 8）。辅助检查：2022 年 6 月 29 日 HPV 检查示 HPV 58、42、43、81 型混合感染。予处方 21 剂，每日 1 剂，浓煎，阴道上药，每日更换 1 次。

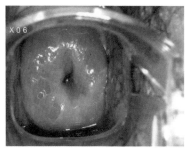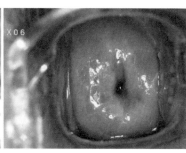

图 4 – 8　陈某三诊时阴道镜检查结果

四诊：2023 年 1 月 30 日。

带下量少，无异味，无外阴瘙痒疼痛等不适。妇科检查：阴道通畅，少量白色分泌物；宫颈光滑。辅助检查：2023 年 1 月 13 日 HPV 58 型阳性，HPV 42、43、81 型转阴；TCT – DNA 示未见上皮内病变或恶性病变（NILM），未见 DNA 倍体异常细胞。后随访患者家中有事未再就诊。

按语：萎缩性阴道炎为雌激素水平降低、局部抵抗力下降引起的、以需氧菌感染为主的阴道炎症。常见于自然绝经或人工绝经后的妇女，也可见于产后闭经、接受药物假绝经治疗者。绝经后妇女因卵巢功能衰退或缺失，雌激素水平降低，阴道壁萎缩，黏膜变薄，上皮细胞内糖原减少，阴道内 pH 升高（多为 5.0~7.0），嗜酸的乳杆菌不再为优势菌，局部抵抗力降低，以需氧菌为主的其他致病菌过度繁殖，从而引起炎症。主要症状为外阴灼热不适、瘙痒，阴道分泌物稀薄，呈淡黄色；感染严重者阴道分泌物呈脓血性，可伴有性交痛。检查时见阴道皱襞消失、萎缩、菲薄，阴道黏膜充血，有散在小出血点或点状出血斑，有时见浅表溃疡。

萎缩性阴道炎属中医学"阴痒""带下病"等范畴，其中阴痒的女性患者在发病期间常表现为外阴及阴道瘙痒，甚至痒痛难忍，坐卧不宁，伴有或不伴有带下增多。而带下病的女性患者在发病期间常表现为带下量明显增多，同时有色、质、味异常，伴有或不伴有局部及全身症状，目前现代医学针对老年萎缩性阴道炎没有特别好的药物，而中医药治疗有优势。

程玲教授认为萎缩性阴道炎以湿邪为患，而脾主运化全身水湿，转输津液，"以灌四傍"。脾喜燥恶湿，若脾虚或脾受湿邪所困，则运化功能失常，水湿得聚，发为带下病，治疗以健脾化湿、清瘀利湿解毒为法。大量临床药理学试验证明，诸多单味中药试验即可表现出较强的杀菌、消炎作用，同时可对阴道内环境进行调整。现代药理研究证明：黄芪有雌激素样作用；党参有增强机体免疫力及抗菌作用；清热、解毒、燥湿、养阴中药具有抗菌、解毒、抑制细胞免疫、镇痛作用。诸药配合，共奏清热解毒、健脾燥湿之功效，能很好地恢复阴道内环境。

验案四

黄某，女，31 岁。

首诊：2023 年 1 月 4 日。

主诉：HPV 感染 1 年半，阴道上皮内瘤变激光治疗后半年。现病史：患者 2021 年 8 月发现 HPV 51、59、66 型阳性，活检：CIN1，可疑挖空细胞，（阴道壁）慢性炎，重组人干扰素 α2b 凝胶阴道上药治疗 3 个月。2022 年 3 月 21 日复查 HPV 43、51、59、66 型阳性；TCT 示低级别鳞状上皮内病变（LSIL），DNA 倍体异常细胞 5 个；阴道镜检查示低度 VaIN（图 4−9）；活检示慢性宫颈炎，（左侧壁、右前壁、后壁、右侧后穹隆）VaIN 1，可见挖空细胞，（右侧壁）VaIN 1，局灶 VaIN 1−2，可见挖空细胞。2022 年 5 月于北京协和医院行激光治疗，2022 年 9 月复查 HPV 有 12 种高危型阳性；TCT 示 LSIL；2022 年 9 月再次于北京协和医院行激光治疗，治疗后带下量多，色黄，有异味。既往体健，否认食物及药物过敏史。月经史：月经经期 5 天，周期 32 天，量中，无痛经，末次月经 2022 年 12 月 20 日。婚育史：未婚，有性生活史，G0P0，避孕套避孕。舌淡红，苔白厚，脉弦滑。妇科检查：外阴已婚式；阴道通畅，脓样分泌物，有血丝；宫颈光滑；子宫前位，正常大小，质地中等，活动好，无压痛；双侧附件区未及异常。2022 年 12 月 30 日阴道分泌物联合检测：白细胞 30/HPF，酸碱度 4.6，清洁度（Ⅳ），杂菌（＋＋＋）/HPF，红细胞（＋）/HPF，唾液酸酶、白细胞酯酶、过氧化氢酶皆阳性；1,N-乙酸氨基已糖酶；核酸检测示淋球菌/生殖支原体/沙眼衣原体均阴性；支原体培养（人型/解脲）示解脲脲原体阳性，多西环素敏感。2023 年 1 月 4 日阴道镜检查：低度 VaIN（图 4 - 10）。

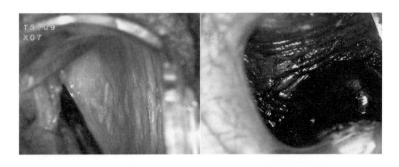

图 4 - 9　黄某 2022 年阴道镜检查结果

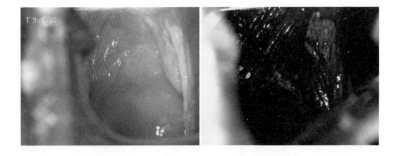

图 4 - 10　黄某首诊时阴道镜检查结果

西医诊断：阴道上皮内瘤变 1 - 2（VaIN 1 - 2）激光治疗后，高危型 HPV 感染，宫颈解脲脲原体感染。

中医诊断：带下病（脾虚湿阻证）。

西医治则：改善阴道微生态，改善生活质量，提高机体免疫力。

中医治则：健脾，益气，利湿。

处以黄芪、党参、苦参、蛇床子等益气养阴、清热解毒燥湿中药。15剂，每日1剂，浓煎，阴道上药治疗，每日1次；抗宫炎分散片每次2.4 g，每日3次，口服7天。

二诊：2023年1月28日。

阴道上药治疗期间无不适，带下量少，无异味，无外阴瘙痒、疼痛等不适，末次月经2023年1月19日。舌淡红，苔白厚，脉弦滑。妇科检查：阴道通畅，白色分泌物量多，有血丝；宫颈光滑。予前方14剂，每日1剂，浓煎，阴道上药治疗，每日1次。

三诊：2023年3月2日。

阴道上药治疗期间无不适，带下量少，无异味，无外阴瘙痒、疼痛等不适，末次月经2023年2月21日。舌淡红，苔白厚，脉弦滑。妇科检查：阴道通畅，有少量白色分泌物；宫颈光滑（图4-11）。予首诊处方，21剂，每日1剂，浓煎，阴道上药，每日1次，经期停药，每月治疗3周，2个月。

四诊：2023年7月7日。

带下量少，无异味，无外阴瘙痒、疼痛等不适。妇科检查：阴道通畅，有少量白色分泌物；宫颈光滑。辅助检查：

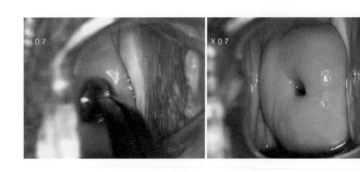

图 4 –11 黄某三诊时阴道镜检查结果

2023 年 4 月 3 日 HPV 阴性；TCT – DNA 示未见上皮内病变或恶性病变（NILM），未见 DNA 倍体异常细胞。2023 年 7 月 7 日 HPV 阴性。

五诊：2024 年 2 月 23 日。

带下量少，无异味，无外阴瘙痒、疼痛等不适。妇科检查：阴道通畅，有少量白色分泌物；宫颈光滑。辅助检查：2024 年 2 月 23 日 HPV 阴性。

按语：阴道上皮内瘤变（VaIN）是局限于阴道上皮内不同程度的不典型增生性改变，多为阴道浸润癌的癌前病变。VaIN 大多在子宫颈病变筛查或因其他指征随访时意外发现，约 10% 的高级别 VaIN 进展为阴道浸润癌。VaIN 发病率较低，年发病率仅为 0.2/100 000 ～ 2/100 000，约占下生殖道上皮内瘤变的 0.4%。近年来随着液基细胞学（TCT）、HPV 检查的广泛应用，VaIN 检出率逐年增加。HPV 是一种嗜上皮性病毒，特异性感染人体的黏膜和皮肤。基于生理结构的特点，女性生殖道很容易成为 HPV 攻击的目标。

治疗宫颈 HPV 感染需内外兼治，汤、丸、散、栓剂并用，扶正解毒、利湿祛邪，未病先防，既病防变，瘥后防复，从而达到现代医学所讲的提高机体免疫力，改善局部微生态环境，清除 HPV 感染，阻断病程进展，预防复发的目的。本患者多种高危型 HPV 感染，病变范围广泛，阴道各壁均存在上皮内病变，右侧壁最重，达到高级别病变，激光治疗后带下量多，色黄，HPV 持续阳性，故治疗应攻补兼施。方中党参补脾益气，养血生津；黄芪是一味用于疮疡的重药，具有排脓毒和生肌的作用，尤其适用于"久败疮"，黄芪配其他解毒除湿药，可增强自身的补气利水作用；苦参、蛇床子等清热燥湿止痒，凉血清瘀。全方共奏益气健脾、解毒燥湿之功。

第三节　妊娠病

一、治疗妊娠恶阻验案一则

王某，女，24 岁。

首诊：2022 年 1 月 11 日。

主诉：停经 48 天，恶心呕吐 1 周。现病史：平素月经规律，现停经 48 天，近 1 周恶心呕吐，不欲饮食，每日呕吐 10

余次，时常食入即吐，呕出苦水，仅可少量啜饮清淡流质饮食，自觉头晕乏力，胸胁胀闷不适，心烦，口苦咽干，小便减少，黄赤。近3天因"妊娠剧吐"接受补液营养支持治疗，但仍频频呕吐。既往体健。有性生活史，G0P0。舌红，苔薄黄，脉弦。辅助检查：超声提示宫内早孕，尿常规示尿酮体（＋＋＋），甲状腺功能未见异常。

西医诊断：妊娠剧吐。

中医诊断：妊娠恶阻（肝热内盛证）。

西医治则：止吐，维持体液及电解质平衡。

中医治则：清肝和胃，降逆止呕。

处方：

紫苏叶10 g	黄连3 g	陈皮15 g
清半夏10 g	茯苓20 g	生甘草3 g
竹茹10 g	生姜3 片	黄芩10 g

3剂，每日1剂，水煎煮，时时少量啜饮。

二诊：2022年1月14日。

服药3剂后，呕吐次数稍减少，仍有恶心，可少量进食半流质饮食。予前方加麦冬15 g，继续服用7剂。

三诊：2022年1月21日。

服药后症状减轻，仅感恶心，无明显呕吐，无心烦口苦，胸胁胀满感亦有所减轻。辅助检查：尿酮体转阴，超声示胎囊大小与停经时间吻合。

按语：妊娠剧吐为妊娠早期出现的严重持续性的恶心、呕吐，并引起脱水甚至酮症酸中毒，大多数发生在孕 10 周前。持续性呕吐合并酮症酸中毒的患者需要住院治疗，包括静脉补液、补充多种维生素尤其是 B 族维生素、纠正脱水及电解质紊乱、合理使用止吐药物、防治并发症。其预后总体良好。

妊娠恶阻为孕早期最常见的病证之一。《胎产心法》云："恶阻者，谓为胎气，恶心阻其饮食也。"孕后经血不泻，下聚以养胎，冲任之气内盛，上逆犯胃而至恶心呕吐，谓之恶阻。主要病机为冲气上逆，胃失和降。常见病因为脾胃虚弱，肝胃不和。《景岳全书·妇人规》中亦指出"凡恶阻多由胃虚气滞，然亦有本素不虚，而忽受胎妊，则冲任上壅，气不下行，故为呕逆等证……凡治此者，宜以半夏茯苓汤、人参陈皮汤之类，随宜调理，使之渐安"。此病为自限性疾病，经积极治疗，大多可愈，若病情渐进，可发展为精神萎靡，形体消瘦，眼眶下陷，严重者则见发热口渴、尿少便秘、唇舌干燥、舌红、苔薄黄或光剥、脉细滑数无力等气阴两虚的严重证候。

此患者孕后经血不下，聚以养胎，冲脉之气上逆犯胃，胃失和降，故恶心，食入即吐；肝胆互为表里，肝气上逆，胆火随之上升，故呕吐苦水；脾胃虚弱，中阳不振，故乏力，胸胁胀满不适；久吐伤阴，故而小便减少，色黄。方中紫苏叶、陈皮和胃理气，茯苓健脾渗湿，黄连苦降胃气，半夏降逆止呕，竹茹、黄芩清热止呕，生姜、甘草温胃止呕。二诊时因呕吐津亏，加麦冬养阴生津。《万氏妇人科·胎前章》云："轻者不服药无妨，乃常病也。重者须药调之，恐伤胎气，专主行痰，以二陈汤为主，但半夏有动胎之性，不可轻用。"然临床实践中，未见半夏用于妊娠恶阻时有动胎之象，而其降逆止呕之功甚良。程玲教授在临床上经常指出，所谓"有故无殒，亦无殒也"，亦可根据病情需要，适当运用一些祛瘀破血、行气破气之品，但需严格掌握用药的程度，"衰其大半而止"。

妊娠恶阻是以呕吐为主要症状的疾病，如果因频频呕吐不能服药，则呕吐不能缓解，故本病的服药方式宜少量多次或煎汤代茶温服，呕吐甚者，可在服药前先用生姜汁呷服，继以少量汤药频服，避免药入即吐。

二、治疗胎漏、胎动不安验案五则

验案一

汪某，女，35岁。

首诊：2023年10月11日。

主诉：孕13⁺周，少许阴道出血1次。现病史：孕13⁺周，2023年10月5日见少许阴道出血，于当地医院就诊，刻下症见少量阴道出血，褐色，无腹痛，无腰酸，纳眠可，大便日1次，成形，不粘马桶，小便可。10月6日见少量褐色分泌物，至今无阴道出血。既往史：体健，无高血压、糖尿病等慢性病史。月经史：月经周期35天左右，经期7~8天。婚育史：初婚，G0P0。舌暗，苔薄白，舌下络脉（＋），脉滑。辅助检查：2023年10月5日超声示：单活胎，宫内孕，如孕12周＋0天（超声孕周），子宫壁与胎膜间有异常回声，积血可能。2023年10月8日超声示：宫内妊娠，单活胎，超声孕周约12周＋6天。孕囊与宫壁间可见一无回声区，范围约3.0 cm×4.8 cm×2.2 cm，边界清，透声稍差，可能为少量绒毛膜下出血。

西医诊断：妊娠期绒毛膜下血肿。

中医诊断：胎漏（血瘀证）。

西医治则：止血、抑制宫缩、抗免疫、抗感染等对症处理。

中医治则：化瘀安胎。

处方：

桂枝茯苓丸（规格：每10丸重2.2 g），每次2丸，每日2次。

地屈孕酮片，每次10 mg，每日3次。

黄体酮软胶囊，每次200 mg，每晚1次。

上述处方连用7天。

二诊：2023年10月18日。

用药后未见阴道出血，无腹痛，无腰酸，复查超声示：孕中期，单活胎，子宫壁与胎膜间可见低回声区，范围约4.2 cm×2.2 cm×1.1 cm。继续予桂枝茯苓丸＋地屈孕酮片＋黄体酮软胶囊口服。

三诊：2023 年 11 月 9 日。

用药后无明显不适，复查超声：宫内单活胎，后壁胎盘，羊水量正常，绒毛膜下血肿消失。停用桂枝茯苓丸。

后按西医用药原则，逐渐停用地屈孕酮片及黄体酮软胶囊，随访无阴道出血症状出现。

按语：绒毛膜下血肿为妊娠期常见的并发症，发病机制尚无明确论述。对于本病的治疗，现代医学多采取"止血、抑制宫缩、抗免疫、抗感染"等对症处理，常用药物包括地屈孕酮、低分子肝素等。有研究表明，地屈孕酮、黄体酮等是常用的抑制宫缩类药物，具有价格较低、药物见效快、安全性高的特点以及改善宫腔环境的作用。但对于已形成的血肿效果不明显，因此需要增加其他药物促进血肿的吸收。而低分子肝素的应用范围也具有一定的限制。

中医古籍并没有关于本病的明确记载，通常将本病归属于"胎漏""胎动不安"等疾病的范畴。现代医家本着辨证论治的治疗原则，经过不断地临床实践，认为本病的病因多为脾虚、阴虚、血热、血瘀等。临床上常使用补肾类、健脾类以及化瘀安胎类药物进行治疗，所用方剂有古方化裁，也有医家自拟方，给药方式多为内服法，同时会根据患者的情况选取地屈孕酮片等联合治疗，取得了较好的临床疗效。

中医认为绒毛膜下血肿乃是离经之血积存在胞宫，也就是胞中瘀血。《血证论》云"若瘀血不去，则新血不生"，说明了瘀血和新血之间的关系。而《叶氏女科证治》云"妇人有孕，全赖血以养之，气以护之"，也就是说妊娠状态下，要靠母体的气血聚而养胎，因此治疗该病应适当选配活血化瘀药物，使瘀去而新生，新血生则胎有所养。

程玲教授据此治疗原则，选用具有活血化瘀、缓消癥块作用的桂枝茯苓丸促进绒毛膜下血肿的吸收。临床多个病例证实，该治疗方法有一定的有效性和安全性，在临床值得进一步推广应用。

验案二

常某，女，31 岁。

首诊： 2022 年 9 月 27 日。

主诉： 停经 61 天，间断阴道流血伴下腹痛 5 天。现病史：患者平素月经经期 5 天，周期 30 ~ 40 天，量偏少，有血块，无痛经，13 岁初潮，末次月经 2022 年 7 月 28 日，2022 年 9 月 13 日超声示宫腔内妊娠囊回声区大小约 3.8 cm × 1.4 cm，可见卵黄囊，胎芽 0.5 cm，胎心率约 112 次/分，后壁妊娠囊下可见大小约 1.1 cm × 0.8 cm 的低无回声区（出血?），予口服地屈孕酮每次 10 mg，每日 3 次。4 天后自觉偶有下腹隐痛，神情焦虑，加用黄体酮每次 200 mg，每晚 1 次，次日未觉腹痛。5 天前少量阴道流血，色鲜红，间断右下腹隐痛至今，遂来求诊。现症见：阴道少量暗褐色分泌物，间断右下腹隐痛，神情焦虑，大便偏干。既往史：2020 年 12 月外院输卵管造影示双侧输卵管伞端上举,行宫腹腔镜手术(具体不详)。婚育史:已婚,G0P0,2021年8月生化妊娠1次。舌浅紫红,苔薄腻,脉弦滑。辅助检查:2022年9月27日经腹超声示宫腔内妊娠囊回声区大小约3.2 cm×3.1 cm,可见卵黄囊,胎芽1.6 cm,胎心率约169次/分,宫内妊娠囊旁可见范围约1.0 cm×0.9 cm无回声区(积血?)。2022年9月13日子宫动脉血管超声示:右侧子宫动脉主干血流速度比值(S/D):5.3,血流阻力指数(RI):0.81,血流搏动指数(PI):1.37。左侧子宫动脉主干S/D:7.2,RI:0.86,PI:1.51。血糖(空腹)4.29 mmol/L,胰岛素(空)20.69 μIU/ml,TSH 1.91 μIU/ml。

西医诊断:先兆流产。

中医诊断:胎动不安(血瘀证)。

西医治则:卧床休息,药物保胎治疗。

中医治则:化瘀止血。

处方:

桂枝茯苓胶囊,每次0.31 g(1粒),每日2次。

地屈孕酮、黄体酮继续按原法服用。

二诊: 2022年10月5日。

停经69天,无阴道流血及下腹痛,复查经腹超声示宫腔内可见妊娠囊回声大小约5.7 cm×3.3 cm,可见卵黄囊,胎芽2.0 cm,胎心率约179次/分。停用桂枝茯苓胶囊,外院建档。

患者治疗期间孕三项检测及用药情况见表4-1。

表4-1 孕三项检测及用药情况

检测时间	孕三项检测			用药情况
	β-HCG (mIU/ml)	孕酮 (ng/ml)	雌二醇 (pg/ml)	
2022年9月12日 (6周+5天)	79 327	18.25	529.77	地屈孕酮每次10 mg， 每日3次
2022年9月17日 (7周+3天)	66 970	20.78	825.2	加黄体酮每次200 mg， 每晚1次
2022年9月25日 (8周+3天)	84 106	18.07	783.9	
2022年9月27日 (8周+5天)	81 081	19.63	915	加桂枝茯苓胶囊 每次0.31 g，每日2次
2022年10月5日 (9周+6天)	86 821	24.1	1203	停桂枝茯苓胶囊

三诊：2022年11月7日。

孕14周+4天，2022年10月29日出现阴道流血，至北京市大兴区某医院超声示宫腔积血可能（47 mm×25 mm×21 mm无回声区），遂住院保胎治疗7天（地屈孕酮片每次10 mg，每日2次；头孢呋辛酯每次0.25 g，每日2次；固肾安胎丸每次6 g，每日3次），2022年11月2日复查超声示胎心搏动良好，余未见异常，但出院仍有阴道流血，量少。刻下见：阴道少量暗红色分泌物，无腹痛，无腰酸痛，无腹部下坠感，大便偏干，先干后软，纳眠可，面部散在痤疮。舌浅紫红，苔白厚腻，脉细滑。妇科检查（消毒后）：外阴已婚式，阴道通畅、少量暗红色血液，宫颈光滑，可见血性黏液栓；子宫及双附件未查。超声经阴经腹联合探查结果示：子宫前位，宫腔内可见胎儿回声区，头臀长约6.1 cm，胎心阳性，胎心率约 160 次/分。予桂枝茯苓胶囊每次 0.31 g，每日 3 次。

四诊：2022 年 11 月 19 日。

阴道极少量褐色分泌物，复查超声未见积血。将桂枝茯苓胶囊减为每次 0.31 g，每日 2 次。

五诊：2022 年 11 月 20 日。

无阴道流血，将桂枝茯苓胶囊减为每次 0.31 g，每日 1 次；不再出血 3 天后停用。

后随访停用桂枝茯苓胶囊后未再出现阴道流血。2023 年 3 月 26 日（34 周 +2 天）因胎膜早破剖宫产一名男婴。

按语：先兆流产指妊娠 28 周前出现少量阴道流血，随后出现阵发性腹痛或腰背痛。患者常排出暗红色或血性白带，可持续数天或数周，无妊娠物排出。经过休息或治疗后临床症状消失，可继续妊娠，如果阴道流血增多或者腹痛程度加重，后期会发展为不可避免的流产。20%～25% 的孕妇在早期妊娠时可能出现先兆流产的症状。

先兆流产属中医学中"胎动不安""胎漏"范畴。胎动不安，即妊娠期间出现腰酸、腹痛、小腹下坠，或伴有阴道少量流血者，又称"胎气不安"。胎漏，妊娠期间出现阴道少量出血，时出时止，或淋漓不断，而无腰酸、腹痛、小腹下坠者，亦称"胞漏"或"漏胎"。张仲景在《金匮要略·妇人妊娠病脉证并治》中记载："妇人宿有癥病，经断未及三月，而得漏下不止，胎动在脐上者，为癥痼害。妊娠六月动者，前三月经水利时，胎也。下血者，后断三月衃也。所以下血不止者，其癥不去故也，当下其癥，桂枝茯苓丸主之。"桂枝茯苓丸组成为：桂枝，茯苓，牡丹（去心），桃仁（去皮尖，熬），芍药各等分。上五味，末之，炼蜜和丸。

清代医家徐彬在《金匮要略论注》中说："然消癥方甚多，一举两得，莫有若此方之巧矣。每服甚少而频，更巧。要之癥不碍胎，其结原微，故以渐磨之。此方去癥之力不独桃仁。癥者，阴气也，遇阳则消，故以桂枝扶阳，而桃仁愈有力矣。其余皆养血之药也。"中成药桂枝茯苓胶囊为理血剂，具有活血化瘀消癥的功效，主治瘀血阻络所致癥块、经闭、痛经、产后恶露不尽、子宫肌瘤、盆腔炎性包块、子宫内膜异位症、卵巢囊肿、乳腺囊性增生病、前列腺增生等疾病。说明书用量为每次0.93 g，每日3次，本例患者程玲教授以每次0.31 g、每日2次或3次的用量治疗，抓住关键致病因素——血瘀，据"有故无殒，亦无殒也"的原则，缓消瘀血，效果显著。

验案三

杨某，女，35岁。

首诊：2023年11月28日。

主诉：月经量减少2年。现病史：患者平素月经经期5天，周期28~30天，量偏少，有血块，经期下腹绞痛，腰酸，大便不成形，日行2~3次，经前乳房胀痛，末次月经2023年11月14日，刻下症见怕冷，足凉，腰酸，平素乏力，纳可，眠安，口干，大便日1行。既往有甲状腺功能减退病史。婚育史：已婚，G1P0，2021年10月孕6周胎停育后行清宫术，未避孕。舌暗多小裂，苔白，脉细弦。

服中药1个月后月经量明显增加，经期腰酸、腹痛显著改善。

四诊： 2024年3月11日（二诊、三诊略，下同）。

末次月经2024年2月6日，停经34天，3~5开始少量阴道褐色分泌物3天，偶有下腹掣痛、刺痛，大便偶有不成形，日2行，纳可，眠安，早醒，偶有心悸。舌暗多小裂尖红，脉细弦滑。予补肾健脾中药1周，后阴道血止，定期进行相关检查，见表4-2。

表4-2 相关检查结果

检测时间	孕三项			超声
	β-HCG （mIU/ml）	孕酮 （ng/ml）	雌二醇 （pg/ml）	
3月6日	785	27.96	154	
3月10日	2617	24		宫内可见小暗区
3月17日	30 334	23.5	406	
3月21日	69 848	36		
3月27日	172 985	31		胎芽0.4cm，胎心可见

七诊： 2024年4月3日。

阴道流血3天。辅助检查：2024年4月2日外院子宫动脉超声：左侧子宫动脉：S/D 10.7、PI 2.7、RI 0.91；右侧子宫动脉 S/D 14.28、PI 3.4、RI 0.93。子宫双附件超声示：胎芽

1.6 cm，胎囊旁可见 1.6 cm×0.9 cm 不规则暗区。

西医诊断：先兆流产。

中医诊断：胎漏（血瘀证）。

中医治则：化瘀止血。

处方：桂枝茯苓胶囊每次 0.31 g，每日 3 次。

八诊：2024 年 4 月 8 日。

阴道流血消失，复查超声胎芽 2.2 cm，暗区消失。将桂枝茯苓胶囊减为每次 0.31 g，每日 2 次。

按语：见前"验案二"。

验案四

聂某，女。

首诊：2024 年 1 月 22 日。

主诉：孕 6 周，阴道少量出血 1 天。现病史：患者既往有多囊卵巢综合征病史，月经不规律，末次月经 2023 年 11 月 19 日，2024 年 1 月 2 日超声提示见两个优势卵泡，当日肌注注射用人绒毛膜促性腺激素 8000 U，1 月 16 日尿 HCG 阳性。昨日开始阴道少量出血 1 天，量少，色暗，护垫即可，无腹痛。患者平素腰酸痛，手足不温，偶有汗出，背部僵直，晨起恶心，大便黏滞。舌暗有小裂纹，苔薄白，脉细滑。辅助检查：盆腔超声示宫腔内可见两个妊娠囊回声区，大小分别约 1.7 cm×1.0 cm、1.7 cm×0.9 cm，均可见卵黄囊，未见胎芽。

西医诊断：先兆流产。

中医诊断：胎漏（脾肾两虚证）。

中医治则：补肾固冲，止血安胎。

处方：

菟丝子 15 g	桑寄生 15 g	川续断 15 g
杜仲 15 g	阿胶 6 g	苎麻根 15 g
党参 10 g	黄芪 15 g	炒白术 10 g

7 剂，每日 1 剂，水煎煮，早晚分服；地屈孕酮片每次 10 mg，每日 3 次，口服。

后随访患者服药后 3 天无出血，继续产科就诊，现已妊娠 3 个月余。

按语： 本患者妊娠后阴道少量出血，不伴腹痛，应属中医胎漏范围，辨证时要根据阴道流血的量、色、质及其兼症、舌脉等综合分析始能确诊。治疗以止血安胎为主，并根据不同的证型分别采用补肾、益气、清热等法。遣方用药时不宜过用滋腻、温燥、苦寒之品，以免影响气血的生化与运行，有碍胎儿发育。

程玲教授结合舌脉辨证本患者所患为脾肾两虚型胎漏。肾气虚冲任不固，血海不藏，故孕后阴道少量下血；脾阳虚衰不能温养四末故见手足不温，脾气固摄不力故见汗出，运化失司，故见大便黏滞；舌暗有小裂纹，苔薄白，脉细滑，均为脾肾阳虚之证。予寿胎丸加减补肾固冲，止血安胎。方中菟丝子补肾益精安胎；桑寄生、川续断、杜仲固肾壮腰以系胎；阿胶养血止血安胎；苎麻根清热安胎；党参、黄芪、炒白术健脾益气。全方重在补益肾气，固摄冲任，兼健脾益气，肾气足则冲任固，脾气足、气血充而胎漏自止。

验案五

于某，女，30岁。

首诊：2023年9月8日。

主诉：停经42天，阴道少量流血伴下腹坠痛3天。现病史：平素月经经期7天，周期30天，量中，无痛经，末次月经2023年7月28日，现停经37天，3天前无明显诱因出现阴道少量流血，无组织物排出，伴下腹坠痛及腰酸痛，手足凉，乳房胀痛，神疲乏力，纳呆，晨起小便黄，大便成形，每日1~2次，夜间多梦、早醒。舌淡红，苔薄白，脉细。辅助检查：2023年8月25日孕三项结果示：人绒毛膜促性腺激素（β-HCG）1329 mIU/ml，P 28.4 ng/ml，E₂ 381 pg/ml。2023年8月27日孕三项结果示：β-HCG 3300 mIU/ml，P 24.9 ng/ml，E₂ 390 pg/ml。2023年9月4日盆腔彩超结果示：宫内早孕（可见卵黄囊，胎芽不明显）。

西医诊断：先兆流产。

中医诊断：胎动不安（脾肾阳虚、气血不足证）。

中医治则：温补脾肾，补气养血安胎。

处方：

| 党参15 g | 黄芪15 g | 黄芩5 g |

川续断 15 g	盐杜仲 15 g	白术 15 g
炙甘草 6 g	熟地黄 10 g	炒白芍 10 g
砂仁 3 g	当归 3 g	川芎 3 g

7 剂，每日 1 剂，水煎煮，早晚分服。

二诊：2023 年 9 月 16 日。

服药后偶有极少量血性分泌物，偶有下腹不适，手足凉较前稍好转，纳谷不香，多梦，二便调。舌淡红，苔薄白，脉细。

处方：

菟丝子 15 g	川续断 12 g	桑寄生 12 g
莲子 10 g	仙鹤草 15 g	山药 15 g
荆芥 10 g	淫羊藿 6 g	鹿角胶 10 g
盐杜仲 15 g		

7 剂，每日 1 剂，水煎煮，早晚分服。

7 日后随访，患者无阴道流血及下腹不适，纳寐尚可，外院复查超声示宫内孕（可见胎芽胎心），3 个月后随访，诉胎儿发育良好。

按语：程玲教授认为胎动不安在临床治疗上需重视对胎元"未殒"与"已殒"的鉴别，"胎元未殒"时应固冲安胎，"胎元已殒"当"下胎益母"。总结多年经验，程玲教授认为胎元未殒在临床上以脾肾亏虚最常见。肾主生殖，为先天之本，未生之时，先天之本养胞胎、成脏腑、生气血、化百骸。肾所藏先天之精是成胞胎的关键，肾无以藏则胎无以成。脾为后天之本、气血生化之源，具有统摄血液、调摄胞宫之权，母体气血充足，则足以滋养胞胎，若脾气虚弱，气血化生不足，则难以滋养胎儿。父母先天禀赋不足，或房劳多产、大病久病穷必及肾；或孕后房事不节伤肾耗精，肾虚冲任损伤，气血不足、胎元不固发为胎漏、胎动不安。因此，程玲教授安胎用药注重补肾健脾，补肾为先，健脾为辅，调理气血，先天后天互相扶持而固摄胎元。

本患者神疲体倦，纳呆，中医证属脾肾虚弱；脾气亏虚，中气不足，气不摄血，故而出现阴道出血；肾气亏虚，冲任失固，不能养胎、载胎而致胎动下坠。治疗则在寿胎丸的基础上随症加减。方中党参入手足太阴经气分，补养中气，调和脾胃，配伍黄芪、白术，共奏健脾益气安胎之效。现代药理研究证实，党参正丁醇提取物浓度较高时能够显著降低雌二醇水平，促进卵泡刺激素、孕酮和黄体生成素的分泌。黄芩止血安胎；熟地黄、川续断与杜仲合用增强滋补肝肾、固精安胎之效。砂仁入肾经，理气安胎。当归、川芎活血化瘀，使补而不滞。白芍养血柔肝。甘草调和诸药。全方补肾固本、益气安胎并举。

二诊患者诸症均好转，继续在寿胎丸基础上临证加减，方中重用菟丝子为主药，辅以桑寄生、续断、杜仲等。菟丝子为补肾中元阳之圣药，续补先天元气及宗气，善补精髓，助阳旺而又不损阴，温而不燥，补而不滞，正如张锡纯所言："菟丝大能补肾，肾旺自能荫胎也。"桑寄生以寄于桑上者最佳，具有安胎之效，可治怀妊漏血不止。《神农百草经百种录》提到桑寄生为桑之精气所结，有子之象，故能安胎。其味苦坚肾，入足少阴肾经、足厥阴肝经，可养血和脉，补肾中精气。续断善续筋骨，使断者复续而得名。续断气温，入厥阴以养肝，入少阴以温肾，入太阴以养血，行瘀血而敛新血，故可治血证，可补血不足，暖子宫而止胎漏；杜仲滋补肝肾、固经安胎；山药除湿健脾，暖胃安胎；莲子甘涩性平，功善补脾固肾、养心安神；鹿角胶、淫羊藿温阳益精、滋补肝肾、补益气血；再加以仙鹤草、荆芥增强止血之功。另有现代药理研究表明，寿胎丸不仅能够促进提升水平及黄体功能，还可改善子宫内膜容受性，促进胚胎着床，并能改善子宫内膜血流灌注，纠正血液黏稠度异常，降低母胎免疫排斥等。

程玲教授从医几十载，注重辨证审因，辨证施治，妙用经方、验方，在传承经典的同时，不断总结升华，既补母体肾精，又安胎儿气血，临床多获良效。

三、治疗胎堕不全验案一则

徐某，女，28 岁。

首诊：2023 年 2 月 10 日。

主诉：人工流产术后 3 周，超声发现宫腔内异常回声 1 周。现病史：患者于 3 周前在外院行钳刮术，术中过程尚顺利，术后口服头孢 3 天，益母草颗粒 1 周，术后阴道淋漓出血 2 周，术后 2 周复查超声提示左侧宫角可见直径 1.2 cm 不均回声，可见血流信号，外院予米非司酮片每次 50 mg，每日 2 次，口服 1 周，1 周后复查血 HCG 结果为 6.58 mIU/ml，再次复查超声提示左侧宫角仍可见不均回声，直径 1.2 cm，可见血流信号，建议行超声引导下清宫术或宫腔镜手术，患者要求中药治疗，遂来我院就诊。现偶有腰酸，食纳可，夜寐欠安，多梦易醒。G3P0，曾因"左侧输卵管妊娠"行腹腔镜下左侧输卵管开窗取胚术。早孕人工流产 2 次。舌淡暗，舌尖色紫，苔薄白，脉沉细涩。妇科检查（消毒后）：外阴已婚式，阴道畅，阴道内有少量暗红色血迹，子宫前位，常大，无压痛，双侧附件未及异常。辅助检查：超声示左侧宫角仍可见不均回声，直径 1.2 cm，可见血流信号。

西医诊断：不全流产。

中医诊断：胎堕不全（气滞血瘀证）。

中医治则：理气活血，化瘀杀胚。

处方：

当归 15 g	桃仁 10 g	炙黄芪 30 g
蒲黄 10 g	五灵脂 10 g	益母草 20 g
天花粉 15 g	白及 10 g	枳壳 10 g
牛膝 10 g	郁金 10 g	盐杜仲 15 g

7 剂，每日 1 剂，水煎煮，早晚分服。

二诊： 2023 年 2 月 21 日。

患者服药后 3 天阴道出血稍有增多，无血块，色暗红，2 天后阴道出血逐渐停止，现无阴道出血。辅助检查：子宫及双附件超声提示子宫内膜厚 0.9 cm，回声不均，血 HCG 降至正常。继予前方口服 7 剂。

三诊： 2023 年 3 月 2 日。

患者诉已于 2023 年 3 月 1 日月经来潮。嘱其停药，经后复查子宫及双附件超声。

四诊： 2023 年 3 月 6 日。

患者诉经净，本次经期 4 天，量色同既往，有血块，无明显腹痛。辅助检查：子宫及双附件超声提示内膜厚 0.6 cm，未见异常回声。交代避孕。

按语： 人工流产手术损伤胞宫脉络，亦损伤肾与冲任二脉，下焦虚损易招外邪侵袭，致使邪气与离经之血搏结，留而为瘀，瘀阻胞宫，冲任固摄失司，故阴道出血不止。瘀血是疾病过程中所形成的病理性产物，又为继发性病因。所以治则上采用"通因通用"之法，多选破血祛瘀散结的药物。治疗此病不可单纯止血，以免瘀滞不去，新血难生；又需防破瘀太过，损伤正气。本患者舌暗，舌尖紫，脉沉细涩，辨证属气滞血瘀。生化汤出自《傅青主女科》，具有活血化瘀、温经止痛之功效。用于产后血虚，寒凝血瘀，留阻胞宫，致恶露不行，小腹冷痛者。方以温经散寒、养血化瘀为主，使新血生、瘀血化而自行，故名"生化"。程玲教授在本方中重用黄芪、当归以益气补血活血，祛瘀生新；桃仁、五灵脂、蒲黄、益母草活血化瘀，祛瘀止血；白及收敛止血为臣；郁金、枳壳行气散结，使气畅则血行；天花粉化瘀杀胚、牛膝通利血脉，引血下行；患者有多次手术史，损伤正气，故腰酸，遂佐以杜仲补肝肾，强筋骨。程玲教授指出，人工流产术后出血多为瘀血阻滞经络所致，治宜活血祛瘀，再根据临床所见，随证加减，灵活运用，方能取得较好的临床治疗效果。

第四节　杂　病

一、治疗盆腔炎性疾病后遗症验案三则

验案一

巩某，女，36岁。

首诊：2023年2月9日。

主诉：下腹痛伴痛经6个月余。现病史：患者诉6个月前因受凉后出现下腹痛，经行腹痛加重，经期有血块，块下痛减，手脚凉，喜温，小腹凉，腰酸痛怕冷，遇冷加重，疲乏无力，口干口苦，纳少，嗜甜，眠可，二便可。月经史：11岁月经初潮，末次月经2023年1月20日。舌淡紫，边有齿痕，

苔薄白略腻，脉细滑。妇科检查：外阴已婚式，阴道畅，宫颈光滑，子宫及左侧附件压痛（＋），右侧附件轻压痛。

西医诊断：盆腔炎性疾病后遗症。

中医诊断：盆腔炎（寒凝经脉、气虚血瘀证）。

中医治则：温经通脉，补气活血。

处方：

吴茱萸 6 g	川芎 10 g	牡丹皮 12 g
肉桂 10 g	党参 20 g	赤芍 15 g
麦冬 15 g	干姜 10 g	当归 15 g
清半夏 10 g	炙甘草 10 g	阿胶珠 12 g
醋延胡索 15 g	乌药 10 g	生黄芪 30 g
续断 20 g	生杜仲 15 g	醋乳香 5 g
醋没药 5 g		

7 剂，每日 1 剂，水煎煮，早晚分服。

二诊：2023 年 2 月 16 日。

患者诉服药后腹痛症状略缓解，末次月经 2023 年 2 月 15 日，时值经期，痛经症状也较前减轻，药后大便偏稀，不粘马桶，眠可，口干口苦缓解。舌淡紫，边有齿痕，苔薄白略腻，脉细滑。前方醋没药加至 10 g，加大血藤、北败酱草各 20 g，茯苓皮、荔枝核、泽兰、马鞭草各 15 g，服法同前。

三诊：2023 年 2 月 23 日。

患者诉腹痛症状基本消失，痛经明显好转，小血块，大便软，不成形，不粘马桶，月经量色正常，困倦，睡眠可，怕冷，舌暗，边有齿痕，苔薄白，脉弦。予前方去赤芍、醋没药、大血藤，加生薏苡仁30 g、炒白芍20 g、炒苍术20 g，服法同前。

该患者随证加减治疗约3个月后下腹痛及痛经症状基本消失。嘱患者避风寒，清淡温热饮食，避免劳累熬夜，保持心情舒畅，适当运动，随访3个月无复发。

按语： 盆腔炎性疾病后遗症在临床当中较多见，常为急性盆腔炎未能彻底治疗，或者体质偏弱，病程迁延所致。本病多有小腹的疼痛及带下的变化。

腹痛的病因病机主要为"不通则痛""不荣则痛"，病因多样，有气滞血瘀、寒凝血瘀、湿热瘀阻、气虚血瘀等，但是临床当中常各种病因相互夹杂，合而为病。该患者病因有寒凝、气血虚、瘀血及肾气的不足，故治疗时需针对不同的病因予以针对性的治疗。

程玲教授临床常用温经汤加减治疗盆腔炎寒凝血瘀型，该患者之盆腔炎经四诊合参后属此证型。首先，该患者有受凉的病史，结合症状辨证有寒凝经脉。而吴茱萸辛、苦、热，辛热香散，《名医别录》言"主痰冷，腹内绞痛，诸冷实不消，中恶，心腹痛，逆气，利五脏"，此药善疏降厥阴上逆之寒气，暖肝散寒，经血与肝的关系较为密切。肉桂辛、甘、大热，温补行散，气厚纯阳，缓补肾阳，可消沉寒痼冷、温通经脉而散寒止痛。吴茱萸、肉桂配伍干姜、乌药可加强温经散寒止痛的作用。其次，患者乏力、腰膝酸软等，辨证属气血虚、肾虚，故予党参、黄芪、阿胶珠、赤芍、当归等健脾补气养血，杜仲、续断等以补益肝肾。最后，患者经期有血块，块下痛减，结合舌脉辨证有瘀血。气行则血行，气滞则血瘀，气虚则血瘀，瘀则不通，不通则痛，故在补脾肾、补气血、散寒的基础上加川芎、延胡索、乳香、没药等行气活血之品，可使补而不滞，瘀祛而痛除。总之，临床当中每一位患者都有不同，常虚实夹杂、寒热错杂，我们应当详审病机，辨证治疗，从而达到满意效果。

验案二

王某，女，38岁。

首诊： 2022年8月29日。

主诉： 间断下腹隐痛2年。现病史：近2年间断下腹隐痛，受凉或劳累后加重，伴腰酸痛，偶有肛门坠胀。平素脾气急躁，纳可，寐安，小便调，大便黏滞，每日1行。既往体健。月经史：平素月经规律，经期7天，周期28天，月经量中，色暗，有血块，末次月经2022年8月20日，经期下腹坠胀冷痛，小腹凉。婚育史：已婚，G2P1，工具避孕。舌紫暗、尖红，苔薄白，脉沉弦。妇科检查：外阴已婚式，阴道畅，宫颈光滑，子宫前位，常大，活动可，质地中，轻压痛，左侧附件区轻压痛，右附件区未及异常。辅助检查：盆腔彩超示子宫内膜厚约 0.8 cm，子宫肌瘤约 1.4 cm×1.4 cm，子宫前壁下段无回声（憩室？），右卵巢多泡。

西医诊断：盆腔炎性疾病后遗症。

中医诊断：盆腔炎（气滞血瘀证）。

中医治则：疏肝理气，化瘀止痛。

处方 1（中药口服）：

炒苍术 15 g	姜厚朴 12 g	陈皮 10 g
炙甘草 10 g	北柴胡 10 g	炒白芍 15 g
枳壳 15 g	乌药 10 g	紫苏梗 15 g
香附 10 g	延胡索 15 g	桃仁 15 g
红花 12 g	牛膝 10 g	桔梗 10 g
当归 15 g	地黄 24 g	川芎 12 g

7 剂，每日 1 剂，水煎煮，早晚分服。

处方 2（中药灌肠）：

水蛭、莪术、三棱、虎杖、败酱草、大血藤、路路通、没药、桂枝、细辛等。

7 剂，每日 1 剂，浓煎，每次 100 ml，灌肠。

二诊：2022 年 9 月 8 日。

下腹坠胀痛较前好转，偶有腰酸痛，大便黏。舌淡暗、尖红，苔薄白，脉沉弦。效不更方，处方 1 继服 14 剂，处方 2 继予灌肠。

三诊：2022 年 9 月 30 日。

此次行经期间无明显腹痛，平素偶有受凉后下腹隐痛，腰酸痛较前明显好转。嘱其忌食辛辣，避免劳累，保持心情舒畅，继续前方口服配合中药灌肠，20天后主症消失。

按语： 程玲教授认为，盆腔炎性疾病后遗症的病机特点以血瘀、湿阻、寒凝为主，血瘀是其基本病理改变，贯穿该病的始终；湿浊、任带损伤是发病之重要因素。瘀、湿、寒三者聚结可致盆腔炎迁延难愈。中药灌肠疗法最早起源于张仲景的《伤寒杂病论》，开创了人类直肠给药的先河。中药灌肠疗法主要通过以下四种途径发挥作用：①灌肠液直接经直肠上皮细胞吸收；②经过下直肠静脉和肝门静脉、髂内静脉直接进入体循环；③经过上直肠静脉、肝门静脉进入肝脏，代谢后由肝脏进入体循环；④直肠淋巴系统直接吸收部分药物。肠黏膜吸收药液后会加速盆腔血液循环，降低毛细血管通透性，减少炎症渗出，从而达到软坚消癥的目的，直肠给药途径避免了药物对胃肠道的刺激以及肝脏的首过效应，更加安全高效。

程玲教授在临床上治疗盆腔炎性疾病后遗症多采用中药口服联合中药灌肠，灌肠方中水蛭化瘀消癥，虫类搜剔之性能达隐曲之所，祛络中之邪，破瘀血而不伤新血。三棱、莪术破气行血、消积止痛、祛瘀消坚，张锡纯称之为"化瘀血之要药，性非猛烈，而建功甚速"。桂枝、细辛助阳祛邪，温通经脉，制约清热散瘀药之过于寒凉。没药消肿定痛、去腐生肌排脓。路路通通利血脉，利湿热。败酱草、虎杖、大血藤均味苦，苦能燥湿，故取其祛湿之功，且有活血化瘀止痛的作用，《本草纲目》谓败酱草"古方妇人科皆用之"，全方共达温经活血、化瘀消癥之功效。

验案三

李某，女，63 岁。

首诊：2022 年 5 月 13 日。

主诉：间断下腹痛 4 年，加重 1 个月。现病史：患者 4 年来间断出现下腹隐痛、胀痛不适，以左侧较明显，夜间较甚，1 个月前疼痛加重，于外院行妇科超声未见明显异常，妇检双侧附件区稍增厚、轻压痛，白带及尿常规无明显异常，口服头孢类药物 10 日，服药期间上述症状有所缓解，停药仍再发，后又自行购买头孢类药物间断口服 5 日，效果不理想，遂求诊。刻下症见：间断下腹痛，偶有胁肋部胀闷感，纳眠尚可，小便黄，排尿时有灼热感，大便 1～2 日 1 行，时偏干。平素在家照顾子孙。既往史：无特殊。月经史：14 岁初潮，50 岁绝经。婚育史：已婚，G2P2。舌质暗、边尖可见小瘀点，苔薄腻、微黄，脉细弦。

西医诊断：盆腔炎。

中医诊断：盆腔炎（气滞血瘀证）。

中医治则：活血化瘀，行气止痛。

处方（当归芍药散加减）：

| 当归 20 g | 白芍 15 g | 赤芍 15 g |

川芎 15 g	炒白术 20 g	茯苓 15 g
泽泻 15 g	桃仁 12 g	鸡血藤 30 g
车前子 10 g	萹蓄 10 g	大黄 6 g
甘草 10 g	瞿麦 10 g	炒栀子 10 g
牛膝 20 g	枳壳 10 g	北柴胡 10 g
桔梗 10 g		

7 剂，每日 1 剂，水煎煮，早晚分服。

随访：2022 年 6 月 14 日。

服药后，诸症减，大便日 1 行，偏稀，前方加干姜 10 g，去大黄。服药 14 剂后，腹痛未再发作。

按语：盆腔炎即盆腔炎性疾病（PID），是指女性上生殖道器官及其周围组织（子宫、输卵管、卵巢官旁组织及盆腔腹膜）发生的炎症，并常累及邻近组织。主要包括子宫内膜炎、输卵管炎、输卵管卵巢脓肿、盆腔腹膜炎。炎症可局限于一个部位，也可同时累及几个部位，以输卵管炎、输卵管卵巢炎最常见。盆腔炎如果没有得到及时、彻底的治疗，可导致不孕、输卵管妊娠、慢性盆腔炎等不良结果，从而影响妇女的生殖健康，且增加家庭与社会的经济负担。本病属于中医学"盆腔炎""腹痛""带下病"等范畴。

本例患者为老年女性，平素费心劳力，肝气郁结，劳则伤气，气滞、气虚则腹部隐痛、胀痛不舒，胁肋部胀闷感；气滞血行不畅，且因久病入络，血瘀胞宫胞络，又因夜间血液运行较白昼缓慢，血液运行障碍、不畅的症状就更明显，故夜间疼痛更甚；舌质暗、边尖可见小瘀点亦皆提示瘀血内阻；肝郁、血瘀日久化热，肝木乘脾，水湿内生，湿邪挟热下注膀胱，故见小便黄、尿热，苔腻微黄。综上，辨证属气滞血瘀证，兼夹湿热。

程玲教授处方以当归芍药散为首，肝脾两调，血水同治，方中赤芍、白芍用量各半，二者皆能止痛，赤芍取其活血祛瘀止痛兼能清热之功，白芍柔肝木而缓脾土，养血敛阴、柔肝缓急以解腹中之痛；当归、川芎补血止痛；白术益脾燥湿，茯苓、泽泻渗湿，行其所积，从小便出。膀胱湿热，予八正散加减清利湿热，利尿通淋；血瘀日久，恐活血化瘀之力不足，且有胁肋胀闷感，予血府逐瘀汤加减，宣通胸胁气滞，引血下行。

二、治疗不孕症验案四则

验案一

贺某，女，26岁。

首诊：2021年6月8日。

主诉：月经后期3年，未避孕未孕2年。现病史：患者近3年月经周期延长，35~40天，经期4~5天，量少，色暗红、有血块，行经第1天下腹胀痛伴腰酸，月经初潮12岁，末次月经2021年5月25日。婚后2年有正常性生活，未避孕，至今未孕。外院妇科超声检查示卵巢多囊性改变，予口服中药补肾填精、疏肝解郁治疗，2020 年 11 月、2021 年 2 月及 4 月又分别予克罗米芬不同剂量促排卵治疗，用量分别为每次 50 mg、100 mg 及 150 mg，每日 1 次。从月经第 5 天开始服用，连服 5 天，但一直无优势卵泡发育。刻下症见：手足凉，头晕乏力，略口苦，入睡难，多梦，常便秘，2～3 天 1 行。平素工作压力大。既往史：无特殊。婚育史：已婚，G0P0，爱人精液正常。舌质淡暗，舌体胖、尖红，苔白略厚、中间裂纹，脉弦细滑。辅助检查：2021 年 5 月 27 日性激素六项结果示：FSH 6.67 mIU/mL，LH 5.86 mIU/mL，T 1.2 nmol/L，P < 0.05 ng/ml，E_2 15 pg/ml，PRL 12.45 ng/ml。

西医诊断：多囊卵巢综合征？原发性不孕症。

中医诊断：月经后期，不孕症（肾虚痰瘀证）。

中医治则：补肾填精，祛痰化瘀。

处方：

菟丝子 30 g	川续断 20 g	紫河车 12 g
枸杞子 15 g	女贞子 15 g	牛膝 15 g
熟地黄 30 g	酸枣仁 30 g	当归 15 g
黄芪 30 g	白术 30 g	益母草 15 g
皂角刺 15 g	丹参 30 g	牡丹皮 12 g
茯苓 15 g	浙贝母 30 g	川芎 12 g
石菖蒲 15 g	郁金 10 g	党参 15 g

7 剂（颗粒），每日 1 剂，水冲，早晚分服；嘱调整生活方式，调畅情志。

二诊：2021 年 6 月 15 日。

头晕乏力及入睡难好转，仍有多梦，白带量多，质清稀，略有腰酸，大便干改善。舌质淡暗、尖略红，苔薄白、中间裂纹，脉沉细弦。辅助检查：超声示子宫内膜厚 0.7 mm，右侧卵泡大小约 2.3 cm×1.8 cm；性激素六项结果示：FSH 9.56 mIU/ml，LH 16 mIU/mL，E$_2$ 535 pg/ml，P 0.3 ng/ml，T 1.1 nmol/L，PRL 27.3 ng/ml。

中医治则：补肾填精，化瘀通络，促排卵。

处方 1：

当归 15 g	丹参 15 g	羌活 10 g
菟丝子 15 g	党参 15 g	枸杞子 15 g
川续断 20 g	益母草 15 g	牛膝 15 g
川芎 12 g	月季花 15 g	皂角刺 15 g
黄芪 30 g	生白术 30 g	穿山甲（代）10 g
土鳖虫 10 g	香附 10 g	

4 剂（颗粒），每日 1 剂，水冲，早晚分服（即日起）。

处方 2：

熟地黄 30 g	覆盆子 12 g	枸杞子 15 g
山药 15 g	当归 10 g	菟丝子 30 g
淫羊藿 10 g	锁阳 10 g	巴戟天 10 g

牛膝 15 g	杜仲 15 g	紫河车 12 g
黄芪 30 g	白术 30 g	麦冬 15 g
党参 20 g	山茱萸 15 g	

9 剂（颗粒），每日 1 剂，水冲，早晚分服（处方 1 服完后续服）。

三诊： 2021 年 6 月 28 日。

月经未至，乳房胀痛，腰酸，无恶心呕吐，舌淡红，苔薄白、中间裂纹，脉沉细。辅助检查：血 HCG 124 mIU/ml，P 54 ng/ml，E_2 698 pg/ml。

按语： 不孕症是一种由多种病因导致的生育障碍状态，女性无避孕性生活至少 12 个月而未孕，称为不孕症。不孕症分为原发性和继发性两大类：前者指既往从未妊娠过，没有采取任何避孕措施而没有妊娠；后者指既往妊娠过，后来没有采取任何避孕措施，连续 1 年没有妊娠。男女双方因素或者单方因素，都可能导致不孕症。其中，女方因素占 40%～45%，男方因素占 25%～40%，男女双方共同因素占 20%～30%，不明原因约占 10%。目前，导致女性不孕的机制尚不清楚，可能是由于盆腔和宫腔免疫机制紊乱，导致排卵、输卵管功能、受精和子宫内膜容受性等多个环节出现异常。另外，也可能是先天性子宫发育畸形等。本病属中医学"不孕""全不产""断绪"等范畴。

排卵障碍占女性不孕症的 25%～35%，多囊卵巢综合征是女性常见的排卵障碍性疾病。古代医家早在《素问·上古天真论》中就提出了"二七而天癸至，任脉通，太冲脉盛，月事以时下，故有子"的受孕机制，强调肾在生殖中的重要作用。明代万全提出了"五不女"和"五不男"不能生育的观点，以及"女子无子，多因经候不调……此调经为女子种子之紧要也"的论述。张景岳也特别强调治疗不孕应辨证论治，"种子之方，本无定轨，因人而药，各有所宜"，还提出"情怀不畅，则冲任不充，冲任不充则胎孕不受"的七情内伤导致不孕的机理。肾虚固然是导致不孕的根本原因，然而五脏相通，肝郁、痰湿、血瘀、血虚等因素均能影响肾的功能，造成内分泌功能紊乱、月经失调而不孕。

该患者长期失眠熬夜，耗伤肾精气血，肾虚故腰酸；肾虚不能暖脾，脾失健运，气血生化不足而气血亏虚，脾失健运，内生痰湿，痰浊流注冲任、胞宫，故卵巢多囊性改变；冲任胞脉不通，子宫不能正常藏泻，经后期没有成熟的卵子，故备孕2年、西药促排卵3次而未成功。程玲教授紧扣病机，顺应月经周期阴阳消长变化规律，适时调理，在经后期从滋阴养血、化痰开窍、宁心安神等多方面标本兼治，经间期予促排卵汤加减在补肾填精基础上加用穿山甲（代）、土鳖虫、香附等活血走窜之品化瘀通络促排卵，同时加入一味羌活顺应月经周期重阴转阳主升的机制，促进卵子排出，适时指导同房，促进精卵结合。经前期温补肾阳，加上血肉有情之品调补冲任，达到暖宫种子的目的。

验案二

王某，女，29 岁。

首诊： 2023 年 11 月 8 日。

主诉： 未避孕未孕 3 年。现病史：规律性生活未避孕未孕 3 年，平素手足冰凉，不畏寒，大便成形，食纳可，无口干口苦，晚睡，无梦，面部痤疮。既往史：多囊卵巢综合征病史 7 年，否认药物过敏史。月经史：平素月经经期 7 天，周期 30～60 天，量中，无痛经，末次月经 2023 年 10 月 8 日，前末次月经 2023 年 8 月 17 日。婚育史：已婚，G0P0，未避孕未孕 3 年，有生育要求。舌暗红，中裂，苔白润，根部稍瘦，脉弦细。辅助检查：2023 年 11 月 7 日子宫及双附件彩超提示子宫内膜厚约 0.6 cm，双卵巢多泡；性激素相关检查结果示 T 1.94 nmol/L，FSH 7.66 mIU/ml，PRL 477 mIU/ml，E_2 218 pg/ml，LH 14.33 mIU/ml。

西医诊断：不孕症，多囊卵巢综合征。

中医诊断：月经后期（肝肾亏虚兼血虚证）。

中医治则：补肝益肾，调经促孕。

处方：

菟丝子 30 g	女贞子 15 g	枸杞子 15 g
当归 15 g	黄芪 50 g	党参片 15 g
干益母草 15 g	川续断 20 g	鸡内金 15 g

熟地黄 30 g	丹参 30 g	牡丹皮 12 g
炒栀子 12 g	瓦楞子 30 g	白芍 12 g
甘草片 5 g	紫石英 25 g	石菖蒲 15 g
酒萸肉 12 g	山药 30 g	茯苓 12 g
紫河车 15 g	阿胶 12 g	鹿角胶 12 g

14 剂，每日 1 剂，水煎煮，早晚分服。

二诊：2023 年 11 月 28 日。

患者近日大便溏，日行 2～3 次，不黏滞，肠鸣。舌暗红，中裂，苔白，根部稍瘦，脉弦滑。辅助检查：2023 年 11 月 22 日外院超声提示子宫内膜厚 1.3 cm，双卵巢多泡，见黄体可能。考虑目前为黄体期，继予中药口服治疗。

处方：

枸杞子 15 g	覆盆子 15 g	当归 15 g
山药 15 g	川续断 20 g	淫羊藿 10 g
锁阳 10 g	酒萸肉 15 g	熟地黄 30 g
紫石英 30 g	白术 15 g	盐杜仲 15 g
紫河车 12 g	黄芪 30 g	巴戟天 10 g
党参 20 g	鹿角胶 15 g	炒白扁豆 20 g
炒酸枣仁 15 g	佛手 15 g	桑葚 15 g

14 剂，每日 1 剂，水煎煮，早晚分服。

三诊：2023 年 12 月 20 日。

月经来潮，末次月经 2023 年 12 月 2 日，量中等，无血块, 无腹痛, 7 天净, 经期大便日行 2 ~ 3 次, 偏稀, 大便稍急。近日痤疮较前明显好转, 大便略溏, 日行 1 ~ 2 次。舌暗, 中裂, 苔薄白, 脉弦细。辅助检查: 月经第 3 天性激素相关检查示, FSH 5.87 mIU/ml, LH 5.26 mIU/ml, T 0.64 nmol/L, E_2 52.87 pmol/ml, AMH 3.78 ng/ml。2023 年 12 月 20 日超声监测卵泡, 提示子宫内膜厚 0.9 cm, 较大卵泡位于左侧卵巢, 大小约 1.5 cm × 1.0 cm。考虑目前为早卵泡期, 继予前方加减, 促进卵泡发育, 首诊方增紫石英至 30 g、茯苓至 15 g, 14 剂, 每日 1 剂, 水煎煮, 早晚分服。

四诊: 2024 年 1 月 3 日。

患者近 2 周无不适, 食纳可, 大便日 1 行, 成形, 多梦。舌暗, 中裂, 苔薄白, 脉弦细。继予中药口服治疗, 方药同前, 共 14 剂, 每日 1 剂, 水煎煮, 早晚分服。

五诊: 2024 年 3 月 12 日。

近 2 个月继续周期性服用前方治疗, 末次月经 2024 年 1 月 9 日, 3 月 4 日自测尿 HCG 阳性, 来院监测血 HCG 599 mIU/ml, P 41.7 nmol/L, 3 月 8 日血 HCG 2999 mIU/ml。

按语: 多囊卵巢综合征 (polycystic ovarian syndrome, PCOS) 是育龄期妇女常见的内分泌与代谢异常综合征, 以排卵障碍为主, 临床常合并不孕。中药调周序贯疗法是从调整人体气血出发, 调节、促进下丘脑 - 垂体 - 卵巢轴的周期性活动, 调整月经周期、调节月经量等; 促进卵泡发育成熟及排卵、改善卵巢储备功能；改善黄体功能及子宫内膜分泌发育、促进胚胎发育以使月经正常来潮或至妊娠。

该患者有多囊卵巢综合征病史多年，合并不孕，通过监测提示稀发排卵，程玲教授故而采用中药调周序贯疗法治疗：卵泡期促进卵泡生长，调经以促排卵；黄体期予补脾固肾，温补肾阳，固护冲任以促孕。经过 2~3 个周期的调理，卵泡成熟发育，自然受孕。临床中不乏此种案例，临证还需因证施治，注重个体化差异，以得到更好疗效。

验案三

李某，女，31 岁。

首诊：2023 年 3 月 21 日。

主诉：未避孕未孕 2 年余。现病史：未避孕未孕 2 年余，月经规律，性生活正常，频次 1~2 次/周。爱人精液常规检查示正常。2023 年 1 月至 4 月患者于生殖科就诊并在自然周期下监测卵泡，可见卵泡，有排卵，同房未孕。生殖科建议患者行体外受精和胚胎移植（IVF－ET），患者拒绝，要求中药治疗。刻下症见：口苦，咽部有黏痰，面部痤疮时觉疼痛，性急易怒，经前乳房胀痛，经血有块，无痛经，带下色黄，会阴部皮肤瘙痒，睡眠欠佳，入睡难，需 1 小时后方可入睡，易醒，多梦，纳可，小便黄，夜尿 1~2 次，大便日 1 行，时黏腻。既往史：2020 年 3 月因"异位妊娠"行腹腔镜下盆腔粘连松解＋左侧输卵管开窗取胚术。2020 年 7 月生殖科行超声输卵管造影提示：右侧输卵管通而不畅，左侧输卵管完全性梗阻。2021 年 1 月 18 日自然受孕胚胎停育（孕 6 周）行清宫术。否认高血压、糖尿病、心脏病、肝炎、甲状腺疾病等病史。年幼时患肺结核。月经史：初潮 13 岁，月经经期 6～7 天，周期 30 天，经量偏少，无痛经，末次月经 2023 年 2 月 23 日。婚育史：已婚，有性生活史，结婚时年龄 27 岁，继发不孕 2 年，G2P0，异位妊娠 1 次，胚胎停育 1 次。查体：身高 160 cm，体重 75 kg，BMI 29.3，血压 136/98 mmHg，心率 83 次/分。舌紫红，苔腻微黄，脉弦滑。妇科检查：外阴已婚式，阴道畅，分泌物不多，宫颈光滑，子宫前位，正常大小，活动好，质韧，无压痛，双附件无增厚及压痛。辅助检查：2021 年 1 月 18 日清宫术后胚胎送染色体检查，未检测出染色体非整倍体或 100 kb 以上已知的、明确致病的基因组拷贝数变异（CNVs）。2022 年 3 月 2 日抗缪勒管激素检查示 AMH 2.21 ng/ml。2022 年 3 月 24 日性激素六项结果示：E_2 29.31 pg/ml，LH 3.23 mIU/ml，PRL 10.84 ng/ml，P 0.17 ng/ml，FSH 5.77 mIU/ml，T 0.32 ng/ml；凝血五项未见异常；同型半胱氨酸（Hcy）测定：7.70 μmol/L。2022 年 3 月 31 日超声造影提示：左侧输卵管不通、右侧输卵管通而不畅。2023 年 2 月 1 日彩色超声影像表现：子宫大小约 4.0 cm × 3.7 cm × 3.3 cm，前壁可见约 0.9 cm × 0.6 cm 低回声结节；内膜厚 3.3 mm，回声均匀；双卵巢可见，双附件区未见明显异常回声。诊断意见：子宫小肌瘤。

西医诊断：继发不孕，左侧异位妊娠个人史，胚胎停育史。

中医诊断：不孕症（湿热瘀结证）。

中医治则：清热利湿，活血化瘀。

处方：

龙胆草 9 g	黄芩 10 g	栀子 12 g
泽泻 12 g	桂枝 10 g	茯苓 15 g
赤芍 12 g	牡丹皮 12 g	车前子 10 g
当归 12 g	生地黄 20 g	柴胡 10 g
生甘草 6 g	败酱草 15 g	皂角刺 9 g

龙齿 12 g（先煎）

14 剂，每日 1 剂，水煎煮，早晚分服。

二诊：2023 年 4 月 11 日。

患者口服中药 2 周后，诉口苦减轻，入睡难、多梦及夜尿较前好转，性急，仍有面部痤疮，会阴瘙痒，末次月经 2023 年 4 月 2 日。舌尖红，苔腻微黄，脉弦滑。辅助检查：2023 年 4 月 5 日抗缪勒管激素检测示 AMH 3.49 ng/ml；甲状腺五项结果示，总 T3 1.83 nmol/L，总 T4 144.77 nmol/L，血清游离 T3 4.530 pmol/L，血清游离 T4 12.16 pmol/L，促甲状腺激素 1.820 mIU/L。守前方，去败酱草、皂角刺，加夏枯草 15 g，苍术 10 g，余同前。

三诊：2023 年 5 月 6 日。

患者诉性急及面部痤疮较前改善，口苦轻微，小便仍黄，会阴瘙痒好转，偶有夜尿，仍有入睡难，近一周大便偏干，末次月经 2023 年 5 月 4 日。舌暗红，苔薄黄，脉弦滑。守前方，加大黄 6 g，余同前。

四诊：2023 年 5 月 20 日。

患者诉偶有口苦，咽部无痰，睡眠好转，半小时内可入睡，无夜尿，近 3 日时有小腿痉挛疼痛，带下色微黄，会阴瘙痒基本消失，小便不黄，大便时黏腻，日 1 行。舌暗，尖略红，苔薄白，脉细弦。辅助检查：2023 年 5 月 16 日经阴道彩色多普勒超声（TVS）示子宫大小约 4.1 cm × 3.9 cm × 3.1 cm，肌层回声均匀，左前壁可见约 0.9 cm × 0.4 cm 低回声结节；内膜厚 3.5 mm，回声均匀；宫颈形态、回声未见明显异常；左卵巢内可见 1.2 cm × 0.8 cm 无回声区，右卵巢内可见 1.0 cm × 0.6 cm 无回声区。诊断意见：子宫肌瘤，双卵巢内卵泡发育。因患者无暇返院监测卵泡，嘱患者自测 LH 试纸强阳性时隔日或每日同房。守前方，去大黄、龙齿，加白芍 15 g，余同前。

五诊：2023 年 6 月 20 日。

患者停经 47 天，恶心呕吐 1 周，无腹痛及阴道出血，自诉 1 周前自测尿 HCG 阳性。辅助检查：2023 年 6 月 20 日血 β-HCG 8292 mIU/ml，P 17.35 mIU/ml。患者 2 周后查超声提示：宫内早孕，孕 8 周。产科建档。随访患者 2024 年 2 月 8

日足月分娩一重约 3750 g 的男婴。

按语： 输卵管具有运送精子、摄取卵子及将受精卵运送到子宫腔的作用，如果输卵管功能障碍或管腔不通，会导致不孕，即输卵管性不孕。输卵管性不孕占女性不孕症的 25% ~ 35%。沙眼衣原体感染、淋病、生殖器结核等生殖器感染性疾病及子宫内膜异位症、宫内节育器放置史、盆腹腔手术史均有可能导致输卵管粘连或阻塞，进而导致输卵管性不孕。依据输卵管梗阻部位不同分为近端梗阻、远端梗阻和全程梗阻，其中近端梗阻约占 40%，远端梗阻约占 35%。评估输卵管通畅性的方法包括：①子宫输卵管造影（hysterosalpingo graphy，HSG）；②子宫输卵管超声造影（hysterosalpingo-contrast sonography，HyCoSy）；③宫腔镜下输卵管插管通液；④腹腔镜下亚甲蓝通液；⑤输卵管镜检查。西医治疗输卵管性不孕的方法包含：保守治疗、手术治疗及体外受精－胚胎移植术。对于轻度的慢性输卵管炎，不孕时间短，可以试行保守治疗，如应用抗菌药物。使用抗菌药物时，应采用广谱抗菌药物，并且需要与抗厌氧菌药物联合应用，治疗时需要注意足量、疗程达到 14 天。输卵管性不孕的手术治疗适应证包含：①输卵管性不孕诊断明确；②女方年龄在 40 岁以下，卵巢储备功能良好，有规律排卵；③伴侣精液分析示正常或接近正常；④IVF－ET 术前；⑤无手术禁忌证。要注意的是，输卵管手术前应评价卵巢储备功能，行精液常规检查。输卵管手术可能会影响卵巢储备功能，患者术前要知情同意。一般认为，输卵管积水者，尤其是 IVF 治疗失败后，建议预防性切除输卵管。

输卵管性不孕在中医古籍中属于"不孕症"范畴，也可归属于"无子""断绪""癥瘕""带下病"等。古代医家虽未提出输卵管的解剖名词，但也早已有了认知，朱震亨《格致余论·受胎论》提出"阴阳交媾，胎孕乃凝。所藏之处，名曰子宫，一系在下，上有两歧，一达于左，一达于右"。程玲教授认为，本例患者不孕的病因病机，为湿热瘀阻冲任，胞络涩滞，湿热瘀血积聚于细窄狭长而弯曲的输卵管并阻塞其中，阻碍精卵结合而胎孕不能得。该患者症见口苦，性急易怒，经前乳房胀痛，会阴部皮肤瘙痒，睡眠多梦，小便黄，大便黏腻，舌紫红，苔腻微黄，脉弦滑，均为肝胆实火、下焦湿热之证。《神农本草经》："无子者多系冲任瘀血，瘀血去自能有子也。"《针灸甲乙经》："女子绝子，衃血在内不下，关元主之。"程玲教授考虑到该患者之不孕亦有冲任瘀阻的原因，因此采用清热利湿、活血化瘀之法，拟方以龙胆泻肝汤为主，配以桂枝茯苓丸，治则以清热利湿、活血化瘀通络为根本。

龙胆泻肝汤最早引自《太平惠民和剂局方》，为泻肝胆湿热之证的经典方，因其君药为龙胆草而得名。历代医学文献中出现的龙胆泻肝汤的同名异方甚多，参考《中医方剂大辞典》一书，宋元明清四代共出现 26 首，异名方有龙胆汤、龙胆草汤、泻肝汤、龙胆清肝汤、七味龙胆泻肝汤等。其治疗功效均为泻肝胆湿热，但药物组成及主治侧重略有不同。《医方集解》中记录了三个版本的龙胆泻肝汤，其中《太平惠民和剂局方》因部分书页流失，现代研究未从该书中找到龙胆泻肝汤相关记载，因此部分医家认为龙胆泻肝汤可能最早记载于《兰室秘藏》。后世部分学者认为龙胆泻肝汤可能出自宋代陈自明的《妇人大全良方》，或是明代薛己的《校注妇人良方》。现代流传通用的龙胆泻肝汤主要为《医方集解》记载的版本，方由"龙胆草（酒炒）、栀子（酒炒）、黄芩（炒）、柴胡、木通、泽泻、车前子、当归（酒洗）、生地黄（酒炒）、甘草（生用）"组成。

龙胆泻肝汤所主治病证，是由于肝火多挟湿热所致。肝胆互为表里，肝属木，喜畅达而恶抑郁；"胆者，中精之腑"，以通降为顺。肝胆之气机调畅，则脾胃升降运纳功能正常。若长期情绪不畅，肝气不疏，久而不解，则易化火，亦可导致胆气不利，胆汁壅滞，而化为湿热。肝属木，脾属土，木克土，肝气不舒，郁而化火，肝气乘脾，脾失健运，水谷不化，湿停中焦，进一步加剧肝郁，如此循环，乃肝火常挟湿热之理也。肝火内扰，藏魂失司，则见失眠多梦之症。火为阳邪，其性炎上，则见头痛头晕，口苦目眩，烦躁易怒；火邪刑肺则咳，伤及肺胃之络则见鼻衄、吐血；内迫冲任血海，月经当下不下而上逆则为倒经；挟湿热则肝胆气机受阻，脾胃升降失司，故见胸胁满痛，下利呕逆，苔黄腻等；湿热熏蒸，胆液不循常道而外溢则为黄疸；湿热下注则见少腹胀痛，腰痛，带多而黄，黏稠腥臭淋，尿痛尿血。肝胆互为表里，如《张氏医通·火》中云："目黄，口苦，坐卧不宁，此胆火所动也。"《太平惠民和剂局方》中云："肝为风木之脏，内寄胆府相火，凡肝气有余，发生胆火者，症多口苦胁痛、耳聋耳肿。"故肝胆火郁所致的瘿瘤、胆瘅、黄疸等病亦可考虑使用龙胆泻肝汤。由于肝脉"循阴股，入毛中，过阴器，抵少腹……连目系，上出额，与督脉会于巅"，胆脉循行"从耳后入耳中，出走耳前"，故火邪或湿热犯之，则见阴肿阴痛、阴中溃烂、子痈、乳痈、胁痛、咽喉肿痛、目赤肿痛、耳前后肿痛、耳聋等症，亦应选用龙胆泻肝汤治之。

程玲教授运用龙胆泻肝汤治疗妇科疾病积累了丰富的临床经验。常常告知弟子们要牢牢掌握肝胆的生理病理特点，熟悉肝胆二经在人体的循行路线，"有诸内，必行诸外"，临床工作中，要善于在肝胆及其经络循行的表现中，找到肝胆实火或湿热的症状与体征，明确了龙胆泻肝汤使用的适应证，临床方可取得奇效。

验案四

邢某，女，28岁。

首诊： 2022年3月28日。

主诉： 未避孕3年未孕。现病史：平素月经规律，经量偏少，3天净，末次月经2022年3月1日，量少，7天净，平素工作压力大，熬夜至凌晨 1~2 点，情绪欠佳，晨起口干口苦，入睡难，多梦，大便日行 1 次，略溏。已婚，G1P0，未避孕。舌深红，苔白，脉细弦。辅助检查：2022 年 3 月 28 日激素检查结果示，FSH 51 mIU/ml，LH 27 mIU/ml，E_2 24 pg/ml，AMH 0.01 ng/ml。

西医诊断：早发性卵巢功能不全，不孕症。

中医诊断：月经过少（肾虚证）。

中医治则：补肾填精益髓。

处方：

菟丝子 30 g	女贞子 15 g	枸杞子 15 g
当归 15 g	党参 15 g	益母草 30 g
续断 20 g	牛膝 15 g	熟地黄 30 g
山茱萸 15 g	龟甲 30 g	山药 30 g
茯苓 15 g	鹿角胶 12 g	黄芪 30 g
黄柏 10 g	石菖蒲 10 g	郁金 10 g
刺五加 20 g	炒酸枣仁 30 g	炒白扁豆 20 g
麦冬 15 g	紫河车 15 g	阿胶 12 g

14 剂，每日 1 剂，水煎煮，早晚分服。上方加减服用半年。

二诊： 2022 年 10 月 3 日。

病史同前，末次月经 2022 年 9 月 20 日，量中，间断服前药后诸症较前明显好转。辅助检查：2022 年 4 月 11 日激素检查结果示 FSH 1.72 mIU/ml，LH 2.9 mIU/ml，E_2 298 pg/ml；2022 年 10 月 3 日子宫动脉彩超结果示左侧 S/D 8.0，RI 0.88，PI 1.75；右侧 S/D 6.5，RI 0.85，PI 1.68；盆腔超声结果示内膜 1.0 cm，见优势卵泡约 2.0 cm × 1.8 cm。予低分子肝素 0.6 ml，肌内注射注射用绒促性素 10 000 IU，继予前方中药加减口服，指导同房。

三诊：2022 年 10 月 24 日。

病史同前，末次月经 2022 年 9 月 20 日，现停经 34 天，辅助检查：2022 年 10 月 19 日 β-HCG 143 mIU/ml，P 28.2 ng/ml；2022 年 10 月 24 日 β-HCG 1113 mIU/ml，P 30 ng/ml。随访得知 2022 年 10 月 30 日患者盆腔超声检查示宫内早孕。

按语：程玲教授认为该患者长期失眠熬夜，耗伤肾精气血，冲任不充，故见月经量少；舌深红，苔白，脉细弦为肾虚之症，治以补肾活血。方中菟丝子、女贞子、枸杞子、熟地、山茱萸、续断、牛膝、黄柏补益肾气；当归、益母草活血化瘀；党参、黄芪、山药、茯苓、刺五加、炒白扁豆健脾益气；石菖蒲、郁金醒神益智；紫河车、阿胶、鹿角胶补肾填精益髓；麦冬、炒酸枣仁、龟甲滋阴潜阳安神。另超声监测卵泡成熟，根据子宫静脉彩超，予肝素及绒促性素促排卵治疗，降低血流阻力，增加内膜血供，指导同房，发挥中西医结合优势，使患者成功受孕。

三、治疗阴痒验案一则

谢某，女，52 岁。

首诊： 2022 年 7 月 10 日。

主诉：外阴反复瘙痒 1 年余。现病史：近 1 年反复出现外阴瘙痒，伴外阴干涩，夜间及辛辣饮食后痒甚，自觉外阴局部皮肤增厚，就诊于西医院，查白带常规未见异常，局部外阴皮肤变白、增厚，外院行外阴皮肤活检术，病理诊断确诊外阴慢性硬化性苔藓，予曲安奈德局部用药，用药后症状略有缓解，患者畏惧激素类药物，要求中药进一步治疗。平素神疲乏力，腰膝酸软，偶有头晕耳鸣，夜寐欠安，小便色黄。既往史：空腹血糖波动在 6 ~ 6.5 mmol/L，未进行药物干预；自然绝经 3 年有余；否认药物食物过敏史。查体：外阴萎缩，局部外阴皮肤色白，增厚，可见抓痕，未见皮肤皲裂，未见渗出。舌暗苔薄微黄，脉沉细涩。

西医诊断：外阴慢性单纯性苔藓。

中医诊断：阴痒（肝肾阴虚证）。

中医治则：滋补肝肾，祛风止痒。

处方：

大黄 20 g	黄柏 15 g	黄连 15 g
黄芩 15 g	紫花地丁 15 g	苦参 30 g
白鲜皮 30 g	蛇床子 30 g	仙鹤草 30 g

覆盆子 20 g

7 剂，每日 1 剂，水煎煮，每日 1 次外阴熏洗及坐浴；另以珍珠粉 2 g 加水调匀，每晚坐浴后敷于患处。

二诊：2022 年 8 月 5 日。

诉用药后外阴瘙痒缓解明显，仍有腰酸乏力，潮热汗出。舌红苔薄黄，脉弦细。此患者肝肾阴虚之证明显，嘱口服知柏地黄丸，每次 1 粒，每日 2 次，以调补肝肾，滋阴降火；另中药坐浴方同前，继续外敷珍珠粉。

1 个月后随访，诉诸症缓解明显。

按语：外阴慢性单纯性苔藓病因不明，主要表现为外阴瘙痒，瘙痒难耐而搔抓，搔抓进一步加重皮疹。病例特点为表皮层角化过度和角化不全，棘细胞层增厚，真皮浅层纤维化，并伴有不等量的炎细胞浸润。

历代文献中无此病名记载，但从临床症状来看，乃属"阴痒""阴疮""阴蚀"范畴。中医认为该病责之于肝、脾、肾三脏，中医学认为，肾主生殖，肝主藏血，脾主肌肉，阴器属肝，通肾合脾，冲任灌之，肝脾乏源，精血亏虚，阴器失荣致外阴皮肤粗糙，色素减退，精血均属于阴，精血亏虚，生风化燥，则外阴反复瘙痒，阴虚生内热，耗伤精液，亦可致皮肤粗糙。另如《女科经纶》所言"妇人阴痒，是虫蚀所为，始因湿热不止"，由此可见，脾虚湿胜，郁结化热，热蕴结下焦，聚而生虫，亦可导致阴痒。

程玲教授指出，阴痒治疗之法有二：一为内治法，因"治外必本诸内"，需"谨察阴阳所在而调之"；二为外治法。二者同用，以达标本同治之效。患者脉证合参，当属肝肾阴虚，正为知柏地黄丸的治疗范畴。知柏地黄丸以六味地黄丸为基础方，加黄柏、知母，在滋补肝肾的基础上增强了滋肾阴、清相火之功。外阴熏洗及坐浴是妇科常见的外治疗法，借助药液的温度温通经络，促进药物的渗透和吸收，达到清热解毒、止带消肿的目的，常用于阴疮、阴痒、带下病等。中药熏蒸及坐浴可使药物直接作用于患处，达到较好的临床疗效。方中苦参清热杀虫止痒；紫花地丁清热解毒、凉血消肿；白鲜皮清热燥湿、祛风解毒；大黄清热泻火；黄连、黄芩、黄柏合用可滋阴润燥；蛇床子具杀虫止痒之效，是治疗阴痒带下、湿疹瘙痒的常用药，《神农本草经》记载"蛇床子主妇人阴中肿痛"；仙鹤草杀虫止痒，兼具解毒之功；覆盆子滋阴益肾。另用了外敷之法，珍珠粉外敷患处以达解毒生肌、润泽皮肤之效。程玲教授亦指出此病治疗期间的注意事项，积极控制并发症，避免血糖过高，治疗过程中避免进食辛辣刺激之品，规律作息，调养情志。

四、治疗遗溺验案一则

申某，女，36岁。

首诊：2023年1月13日。

主诉：用力咳嗽后尿液不自主溢出 2 个月。现病史：近 2个月患者用力咳嗽、快走及慢跑后均可见尿液不自主溢出，每日漏尿 5~6 次。刻下症见：平素腰酸，肢冷，倦怠乏力，食少，大便溏。既往史：体健。月经史：平素月经尚规律，经期 3 天，周期 21~23 天，末次月经 2022 年 12 月 20 日。婚育史：已婚，G4P2，2016 年剖宫产一女婴，2019 年剖宫产一男婴，体健。体外排精避孕，无生育要求。舌淡胖，苔薄白，脉沉细。妇科检查：外阴已婚已产式，阴道畅，阴道前壁膨出 Ⅰ度，内分泌物量不多，宫颈光滑，子宫正常大小，活动可，无压痛，双侧附件区未触及明显异常。辅助检查：2023 年 1 月 13 日超声示子宫大小约 5.0 cm×4.7 cm×3.5 cm，前壁可见约 0.8 cm×1.0 cm 低回声结节，内膜厚约 9.3 mm，回声均匀，双卵巢可见，双附件区未见明显异常回声，诊断意见：子宫小肌瘤。

西医诊断：压力性尿失禁。

中医诊断：遗溺（脾肾两虚证）。

中医治则：健脾益气，固肾缩尿。

处方：

炙黄芪 30 g	党参 30 g	陈皮 10 g
炒白术 12 g	升麻 10 g	柴胡 6 g
当归 12 g	益智仁 30 g	炒山药 30 g
覆盆子 15 g	金樱子 15 g	桑螵蛸 10 g

| 大枣 10 g | 生姜 6 g | 乌药 9 g |
| 鸡内金 15 g | 羌活 10 g | |

7 剂，每日 1 剂，水煎煮，早晚分服。

二诊：2023 年 1 月 20 日。

口服中药 1 周后症状好转，现每日尿液不自主溢出 1～2 次，头皮及背部有痤疮。舌淡胖，苔薄白，脉细滑。继服前方，7 剂，每日 1 剂，水煎服。

随访：2023 年 2 月 21 日。

患者诉末次月经 2023 年 1 月 21 日至 1 月 25 日，血量同以往，停服中药至今，咳嗽、慢跑及快走后，无尿液不自主溢出症状。

按语：压力性尿失禁是女性尿失禁中最常见的类型。本病发病原因并不十分明确，多认为与分娩损伤，尿道及其周围组织改变，会阴部及尿道损伤等致使尿道支持组织在解剖学上发生改变，使尿道阻力降低有关。临床表现为平时无尿感，在腹压骤增的情况下，如咳嗽、大笑、喷嚏、站立、奔跑等，尿液不自地从尿道口流出。压力性尿失禁是一个重要的卫生和社会问题，压力性尿失禁虽然不会立即危害到患者的生命，却严重影响了女性的生活质量及健康。现代医学对于压力性尿失禁患者的治疗主要包括保守治疗及手术治疗。保守治疗主要包括药物治疗、行为运动疗法、生物反馈疗法及盆底肌电刺激疗法等。而手术治疗则适用于中、重度的压力性尿失禁，或采用保守治疗后尿失禁症状改善不明显的患者。中医药及外治适宜技术可以有效地治疗压力性尿失禁，为临床提供一种理想的治疗选择。

中医并无尿失禁的病名，根据临床表现，可将尿失禁归属于中医"遗尿""淋证""癃闭""遗溺""虚劳"等范畴。《黄帝内经》曰："膀胱不利为癃，不约为遗尿。"《诸病源候论》曰："小便不禁者，肾气虚，下焦受冷也。肾主水，其气下通于阴。肾虚下焦冷，不能温制其水液，故小便不禁也。"中医学认为，肾和膀胱气化失司，可引起排尿困难、尿量减少或表现为排尿难以控制。分娩及其损伤导致产妇肾气耗伤，膀胱功能失常，机体中气不足、脾肾阳虚及气化失常。程玲教授认为，女性压力性尿失禁主要的病机与脾肾不足，膀胱失约，气化无权，开阖失常有关。程玲教授经验丰富，临床中常选用缩泉丸和补中益气汤加减治疗女性压力性尿失禁，取得较好的临床疗效。

缩泉丸出自陈自明《妇人大全良方》，由乌药、益智仁、山药组成，具有温肾祛寒，缩尿止遗的功效，主治膀胱虚寒证，症见小便频数，或遗尿不止。方用益智仁温肾纳气，暖脾摄津，固精缩尿，为君药。乌药温散下焦虚冷，以助膀胱气化，固摄小便，为臣药。更以山药健脾补肾而涩精气，为佐使药。三药合用，温肾祛寒，使下焦得温而寒去，则膀胱之气复常，约束有权，溺频遗尿自可痊愈。补中益气汤载自李东垣

《内外伤辨惑论》，原方为治气虚发热而立，循中医学"异病同治"观念，可治因脾气亏虚所引起的诸症。压力性尿失禁是盆底功能障碍性疾病之一，其发生主要责之脾气不足，中气下陷，提摄乏力。补中益气汤原方中以补气药黄芪为君，以人参、炙甘草为臣健脾益气，佐以白术、当归、陈皮补气健脾、补血和血、行气通滞，使以升麻、柴胡升提中气，诸药合用，共奏益气升提，养血行气，补而不滞之效。

程玲教授在治疗女性压力性尿失禁用药方面，重用健脾益气药物，佐以温肾固带，固精缩尿。认为肾为冲任之本，胞络者系于肾，肾与膀胱相表里，脾肾两虚，冲任不固，开合失司则出现尿失禁。临床上，常用到药对乌药、益智仁，乌药行散，益智仁温肾固摄，一散一收，可以温下焦，散寒邪，对于肾阳虚和膀胱虚寒的小便频数具有一定作用。

五、治疗术后肠梗阻验案一则

刘某某，女，51 岁。

首诊：2020 年 5 月 18 日。

主诉：全子宫及双侧输卵管切除术后 4 天，腹胀痛伴恶心呕吐 2 小时。现病史：4 天前患者因子宫多发肌瘤、子宫腺肌症在我院行全子宫及双侧输卵管切除术，术后饮食及排气、排便正常。4 小时前进食香蕉、年糕，2 小时前腹胀明显，伴腹痛，恶心、呕吐，呕吐物为胃内容物，无发热、胸闷等症状。

既往史：2009 年在外院行腹腔镜下子宫肌瘤剔除术，2014 年体检发现子宫肌瘤复发。婚育史：已婚，G5P1。查体：体温正常，腹部软，无腹肌紧张，脐上轻压痛，无反跳痛，左上腹叩诊浊音，肠鸣音亢进。舌淡红，苔薄黄，脉滑。辅助检查：血常规结果示白细胞计数 10.88×10^9/L，中性粒细胞百分比 88.5%，红细胞计数 4.24×10^{12}/L，血红蛋白测定 134 g/L，血小板计数 257×10^9/L；立位腹平片结果示低位小肠梗阻。

西医诊断：低位小肠梗阻、全子宫切除术后、双侧输卵管切除术后。

中医诊断：腹胀（气虚血瘀证）。

西医治疗：禁食水，胃肠减压，抗感染，纠正水、电解质紊乱及酸碱平衡失调。

中医治则：行气导滞，健脾通腑。

处方（枳术厚朴汤）：

厚朴 15 g　　　　枳实 20 g　　　　生白术 15 g

3 剂，急煎，日分两次服。

二诊：2020 年 5 月 19 日。

患者服药一剂后排便 3 次，共排出黑褐色糊状软便约 250 ml，自觉腹胀明显减轻，轻微腹痛，无明显恶心。查体：腹部软，无腹肌紧张，脐上轻压痛，无反跳痛，下腹叩诊鼓音，肠鸣音偏弱，3~4 次/分。继予前方口服。

三诊：2020 年 5 月 21 日。

予伤口拆线，伤口愈合良好。患者腹胀较前明显减轻，轻微腹痛，无明显排气，小便调。舌淡红，苔黄干，脉滑。在前方基础上加大黄12g，继予2剂口服。

四诊： 2020年5月23日。

患者自主排气2次，无明显腹痛腹胀，无恶心，大便稀溏。复查立位腹平片：同前片相比，气液平面较前减少，梗阻症状较前明显改善。

处方（保和丸加减）：

神曲15 g	莱菔子20 g	焦山楂30 g
姜半夏10 g	陈皮10 g	茯苓15 g
连翘15 g	大黄10 g	

7剂，每日1剂，水煎煮，早晚分服。嘱其流质饮食。后患者出院。

此后随访患者诸症皆无。

按语： 术后肠梗阻是腹腔手术后常见的并发症，主要由于术前长时间禁食水、术中胃肠脏器被牵拉创伤、麻醉及术后水电解质紊乱、卧床时间长、炎症刺激、术后饮食不当等多种因素所致。西医治疗主要以纠正因肠梗阻所引起的全身生理紊乱和解除梗阻为主，基础治疗主要包括禁食，维持水、电解质、酸碱平衡，营养支持，预防感染以及胃肠减压等，并根据肠梗阻的原因、性质、部位以及全身情况和病情严重程度而决定是否进行手术。由于西医治疗肠梗阻方案较为单一，近年来随着中医药在临床中的大量应用，其疗效也受到越来越多临床工作者的肯定。

程玲教授认为，本病发生多由于手术克伐正气，术中损伤腹腔络脉，术后气机不畅，枢机不利，肝主疏泄功能异常，脾胃虚弱，升降失调，导致腑气不通，肠腑瘀滞，加之术后饮食不节，脾虚不运，湿浊中阻，导致脏腑通降失常，肠道传导失职，水湿内停。本患者术后脾胃虚弱，饮食不当，气血瘀滞于胃肠则痛胀，气逆上行则见恶心、呕吐。故行气导滞，荡涤肠胃为大体治疗原则。

枳术汤出自《金匮要略》，为消食强胃经典方，由枳实和白术两味药组成，主治"心下坚，大如盘，边如旋盘"。枳术厚朴汤是程玲教授临床自拟常用方，即在枳术汤基础上加入厚朴而成，主要用于脾胃虚弱，复为饮食所伤。正如清代名医徐大椿所说："脾虚气滞，不能磨食，而饮食易伤，故中脘痞结，谷少肌消。"此为本虚标实之证，而脾胃本虚，不运致积，则应通过扶助脾胃功能来消除。方中白术味苦、甘，性温，主入脾、胃二经，具有健脾益气，燥湿利水之效，有"补气健脾第一要药"的美名，《本草通玄》中言：白术能"补脾胃""调气机""传糟粕"，且无伤阴之虑，故白术功善补而不滞、能守能走，既可健脾助气血生化，又能避免肠道津亏失养，为治虚秘之要药。现代药理研究，白术中含有挥发性油类、苷类、多糖类等化学成分，因此白术在促进胃肠运动、增强免疫力方面疗效显著。白术还能够调节胃肠道菌群中乳杆菌和双歧杆菌繁殖，提高肠道健康水平，从而构建肠道生物屏障。枳实味苦、辛、酸，入脾、胃、大肠经，苦泄力大，行气力强，为破气之药，功善理气除痞，以除胸腹痞满，兼能化痰以开痹，消积以导滞，实乃治痞满、导积滞之要药。现代药理学研究表明，枳实对胃肠道平滑肌具有双向调节作用：既有使胃部平滑肌的张力升高，促进胃运动、加速胃排空的兴奋作用，又具有抑制结肠收缩的作用。厚朴性温，味苦、辛，归肺、脾、胃、大肠经，善于燥湿、行气、消积。三药配伍相辅相成使脾升而健运，胃降而和，升降相应，使气机调运，以达补而不滞，消不伤正，健脾强胃，消食化积，消痞除满之功。三诊患者诸症皆减，加大黄以增强泻下攻积、清热泻火、活血祛瘀之功。四诊患者恢复自主排气，无明显脘腹胀痛，以保和丸加减善后，消食、导滞、和胃，药力和缓以助胃肠功能恢复。

致 谢

值此书付梓之际，特向所有为本书的出版给予支持、付出辛劳的单位和个人表示衷心的感谢！

首先感谢首都国医名师、全国老中医药专家学术经验继承工作指导老师于增瑞主任医师，感谢中国中医科学院史欣德教授，两位中医长者听闻程玲教授临床经验将编辑成书，不辞辛苦，在百忙之中为本书欣然作序。

感谢程玲教授将自己多年来的临床经验无私地传授给我们，使得本书能够问世。程玲教授在妇科领域辛勤耕耘，积累了丰富的临床经验，为本书提供了丰富的素材。她严谨治学、精益求精的精神为我们树立了榜样，也使得本书能够以高质量呈献给读者。

感谢"程玲教授学术经验传承工作室"以及"程玲中医妇幼名医传承工作室"的全体成员，是大家的团结协作与共同努力为本书的编写提供了有力保障，使得本书能够顺利出版。

　　此外，感谢各级领导、同行和广大读者，他们对本书的出版给予了大力支持和关心。我们衷心希望本书的出版能为中医事业的百花园增添一缕馨香，为中医同道在妇科疾病的防治上提供一些参考。如能给读者一些帮助，那将是我们莫大的欣慰。

王　浩

2024 年 5 月